ANTI-DOPING Q&A

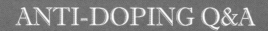

反兴奋剂知识问答

ANTI-DOPING Q&A

国家体育总局反兴奋剂中心 编

人民体育出版社

图书在版编目（ＣＩＰ）数据

反兴奋剂知识问答 / 国家体育总局反兴奋剂中心编
. -- 北京：人民体育出版社，2019（2020.12.重印）
ISBN 978-7-5009-5544-3

Ⅰ . ①反… Ⅱ . ①国… Ⅲ . ①运动员 – 兴奋剂 – 问题
解答 Ⅳ . ① R872.5-44

中国版本图书馆 CIP 数据核字 (2019) 第 133772 号

人 民 体 育 出 版 社 出 版 发 行
北 京 新 华 印 刷 有 限 公 司 印 刷
新 华 书 店 经 销
*
787×1092 16 开本 6.75 印张 100 千字
2019 年 7 月第 1 版 2020 年 12 月第 2 次印刷
*
ISBN 978-7-5009-5544-3
定价：50.00 元

社　址：北京市东城区体育馆路 8 号（天坛公园东门）
电　话：67151482（发行部）　　邮　编：100061
传　真：67151483　　　　　　　邮　购：67118491
网　址：www.sportspublish.cn
（购买本社图书，如遇有缺损页可与邮购部联系）

编委会

主　任

陈志宇

副主任

丁　涛　王新宅

主　编

张　健

编　委

赛　飞　林海岩

徐友宣　闫青萍　张惠莹

前言

　　体育运动是社会生活的一部分,存在于社会中的药物癖好不可避免地会影响体育界。自古以来,人们都有意无意地寻求快乐与良好的感觉,以避开单调、枯燥与痛苦,药物的使用似乎是自然之理。运动员希望通过药物来增强身心能力由来已久,体育与药物早已结下了不解之缘。随着科技的进步,化学、医药学的发展,新的药物层出不穷,在给广大疾病患者带来福音的同时也为运动员提高运动成绩提供了更多的新手段。在竞技体育中越来越多的药物滥用,不仅伤害了运动员身体和心理健康,还使人生观、价值观和世界观发生了严重的扭曲,更是对奥林匹克精神的严重背叛,长此以往将给体育运动带来灭顶之灾。

　　在现代奥林匹克运动的发展过程中,反对在竞技体育中使用兴奋剂的声音和行动从未停止过。我国在对待兴奋剂问题的立场上始终坚持"零容忍",党和国家领导人也在不同场合多次表明我国反对使用兴奋剂的坚定立场。多年来,国家体育总局反兴奋剂中心在不断加大对使用兴奋剂的打击力度的同时,积极开展反兴奋剂教育工作,提高运动员和体育运动参与者反兴奋剂的意识,帮助树立科学、文明、健康的体育观、价值观,建立起自觉抵制兴奋剂的道德、思想、法律、心理等坚强防线。

　　本书总结了近年来在反兴奋剂教育实践中运动员希望了解的一些有关反兴奋剂方面的常识和疑问,通过问答的形式,用简洁通俗的语言和图片让运动员了解兴奋剂的危害以及如何做好风险防控,树立正确的体育价值观,弘扬奥林匹克精神和中华体育精神,共同维护体育赛场纯洁公平的环境。

CONTENTS 目录

兴奋剂违规

 如何防控兴奋剂风险？

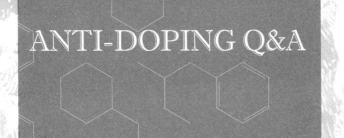

ANTI-DOPING Q&A

体育精神

1. 我们为什么对兴奋剂采取零容忍的态度?
2. 什么是奥林匹克精神?
3. 什么是中国道德标准?

Q1 | 我们为什么对兴奋剂采取零容忍的态度?

使用兴奋剂有违奥林匹克精神和体育精神,是不道德的行为

使用兴奋剂是用不真实的运动能力获取利益的欺诈行为,既损害运动员个人健康,也违背奥林匹克公平竞争的基本规则,是对体育道德的公然践踏。

2020年9月22日,习近平总书记在教育文化卫生体育领域专家代表座谈会上强调:"要坚决推进反兴奋剂斗争,强化拿道德的金牌、风格的金牌、干净的金牌意识,坚决做到兴奋剂问题'零出现'、'零容忍'。"

2019年1月,习近平总书记在会见国际奥委会主席巴赫时强调:"中国政府对使用兴奋剂持'零容忍'态度,我提倡中国运动员哪怕不拿竞技场上的金牌,也一定要拿一个奥林匹克精神的金牌,拿一个遵纪守法的金牌,拿一个干净的金牌。"

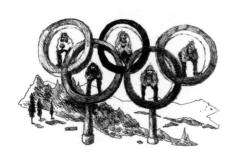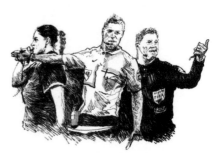

Q2 | 什么是
奥林匹克精神？

奥林匹克精神是对自我的挑战

2014年，习近平总书记在索契冬奥会看望中国体育代表团时指出，"竞技场上强手云集。成绩不仅仅在于能拿到多少块奖牌，更在于体现奥林匹克精神，自强不息，战胜自我、超越自我。争金夺银是体育的一个方面，但更重要的是自强不息的精神内涵。"

在瑞士洛桑庆祝奥林匹克运动恢复25周年纪念会上，顾拜旦发表了著名的演讲《奥林匹克精神》，在这篇演讲中顾拜旦用诗歌般的语言阐述了奥林匹克精神的内涵与价值。

顾拜旦认为纯粹的竞技精神只能带给运动员心理上自得其乐的愉悦感，运动员欣赏自己作出的努力，喜欢施加于自己肌肉和神经上的那种紧张感，而且因为这种紧张感，即使不能获胜，也会给人以胜利在望的感觉。但这种乐趣只保留在运动员内心深处，在某种程度上只是自得其乐。只有当这种内心的快乐向外突发与大自然的乐趣和艺术的奔放融合在一起，当这种快乐为阳光所萦绕，为音乐所振奋，为带圆柱形门廊的体育馆所珍藏时，该是何等情景呢？这就是很久以前诞生在阿尔弗斯 (Alpheus) 河岸边的古代奥林匹克精神绚丽的梦想。

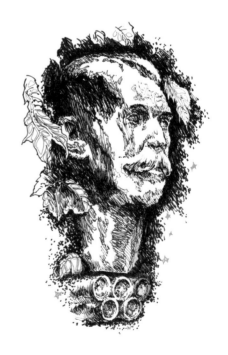

奥林匹克精神的基础是公平竞争

公平竞争（Fair Play），五四新文化运动时期将其音译为费厄泼赖，鲁迅先生的一篇文章《论费厄泼赖应该缓行》曾收录在中学语文课本中。老师在讲解课文时对费厄泼赖的解释是：原为体育运动竞赛和其他竞技所用的术语，意思是光明正大的比赛。现在被意译为公平竞争，是指竞争者之间所进行的公开、平等、公正的竞争。

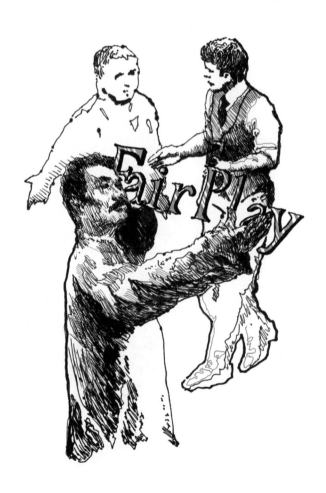

在竞技体育中,公平竞争是最基本的原则之一,是体育精神的核心内容,所有参赛者必须在同一条件、同一规则下进行比赛。一切借助外力和不正当手段谋求好成绩的行为都是对竞技体育核心价值的最大破坏。虽然使用禁用物质与方法可以让使用者在比赛中获得优势,但这无疑是一种欺骗行为,使运动员处于不平等的起点,使体育比赛变得不再公平。这种对竞技体育公平环境的破坏,是与体育精神相违背的,在国际竞技体育赛场上也是绝对不允许存在的。无论是兴奋剂还是高科技手段,只要违背公平竞争原则,虽然有可能风光一时,但终将遭到唾弃。

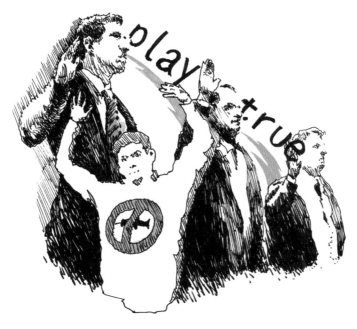

真实竞赛(PlayTrue)是世界反兴奋剂机构面向公众的唯一官方刊物

运动员使用兴奋剂不是为了公平竞争,其唯一目的是为了获得不公平的优势。试想,如果每个人都希望通过使用兴奋剂获得成功,体育最终将会成为一种充满暴力、极端和毫无意义的表演,而演员则是一类由化学物质和基因突变而成的角斗士。

强健的体魄是欢乐、活力、镇静和纯洁的源泉

啊，体育，你就是美丽！

你塑造的人体变得高尚还是卑鄙，

要看它是被可耻的欲望引向堕落；

还是由健康的力量悉心培育。

没有匀称协调，便谈不上什么美丽。

你的作用无与伦比，可使二者和谐统一；

可使人体运动富有节律；

使动作变得优美，柔中含有刚毅。

啊，体育，你就是进步！

为了人类的日新月异，

身体和精神的改变要同时抓起，

你规定良好的生活习惯，

要求人们对过度行为引起警惕。

你告诉人们遵守规则，

发挥人类最大的能力而又无损健康的肌体。

——《体育颂》

2017 年 2 月，习近平总书记在考察北京筹办冬奥会工作时再次强调："坚持对兴奋剂问题零容忍，把冬奥会办得像冰雪一样纯洁无瑕。"

Q3 | 什么是中国道德标准?

道德是人们共同生活应当遵守的行为准则和规范

　　"道德"在汉语中可追溯到先秦思想家老子所著的《道德经》一书。老子有云，"道生之，德畜之，物形之，器成之。是以万物莫不尊道而贵德。道之尊，德之贵，夫莫之命而常自然。"其中"道"指自然运行与人世共通的真理；而"德"是指人世的德性、品行。"因此对于违背公共行为准则和规范的人和事，谓之缺乏道德规范，应当给予负面评价。

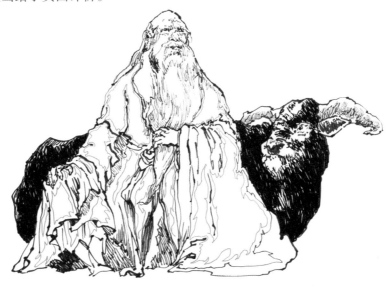

习近平总书记在考察北京大学时谈到社会主义核心价值观，他指出，对一个民族、一个国家来说，最持久、最深层的力量是全社会共同认可的核心价值观。核心价值观，承载着一个民族、一个国家的精神追求，体现着一个社会评判是非曲直的价值标准。

核心价值观，其实就是一种德，既是个人的德，也是一种大德，就是国家的德、社会的德。国无德不兴，人无德不立。如果一个民族、一个国家没有共同的核心价值观，莫衷一是，行无依归，那这个民族、这个国家就无法前进。这样的情形，在我国历史上，在当今世界上，都屡见不鲜。

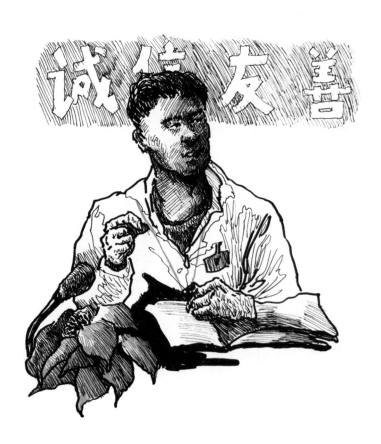

二

兴奋剂的危害

Q4 | 为什么说 使用兴奋剂危害巨大?

　　体育精神的核心是在道德规范下的公平竞争精神。使用兴奋剂使体育比赛变得不再公平,有悖于基本的诚实和公平竞争的体育道德,这种欺骗行为是对体育道德与公平竞争严重的背叛。因此,"兴奋剂就是死亡"(前国际奥委会主席萨马兰奇语)、"使用兴奋剂是体育的第一杀手"(前国际奥委会主席罗格语)。

使用兴奋剂对国家民族的伤害

　　2015 年底,从德国电视一台曝光俄罗斯有组织使用兴奋剂事件开始,到世界反兴奋剂机构(WADA)成立独立调查组对事件进行调查,发现的问题越来越多,事件也越发严重。2016 年俄罗斯体育代表团 100 多名运动员被禁止参加里约奥运会,俄罗斯残奥体育代表团整体被禁止参加里约残奥会,俄罗斯反兴奋剂机构和实验室被暂停资格,俄罗斯体育遭受重创。这一系列的处罚并未结束,众多国家政府、运动员和 WADA 呼吁国际奥委会禁止俄罗斯代表团参加平昌冬奥会,对俄罗斯国家形象造成了严重的负面影响。这不仅是俄罗斯体育事业的灾难,也是国家的一场巨大的灾难。这样严重的后果,不仅个人无法承担,国家、民族也无法承担。

　　最终(2017 年 12 月),国际奥委会经过投票决定,禁止俄罗斯参加在韩国平昌举行的 2018 年冬季奥运会。不过,将允许部分俄罗斯运动员"在严格的条件下"参加平昌冬奥会的相关比赛。

　　2017 年 12 月 18 日,国际奥委会(IOC)对俄罗斯被邀请参加平昌冬奥会的运动员、教练员和官员的"严格的条件"给出了明确规定：运动员不能以国家名义参加本届冬奥会，只能以中立的个人身份参赛；运动员获得的奖牌不归俄罗斯所有，在有俄罗斯运动员获奖的颁奖典礼上不升俄罗斯国旗、不播放俄罗斯国歌；以奥运会五环替代俄罗斯国徽、俄罗斯奥委会标志；由来自俄罗斯的奥林匹克运动员（Olympic Athlete from Russia）替代俄罗斯（Russia）；俄罗斯字母缩写"RUS"由"OAR"替代；俄罗斯代表队（Team Russia）的字样不得出现在装备、设施上；装备上不允许出现俄罗斯国旗、国徽、俄奥委会等标识，可以有一到两种俄罗斯国旗的颜色，但需要提前向国际奥委会备案并得到许可；所有装备、产品样式都需要得到国际奥委会的认可。

这也是现代奥林匹克运动委员会自成立以来对一个参加奥运会的主权国家最严厉的处罚，这是何等的羞辱。

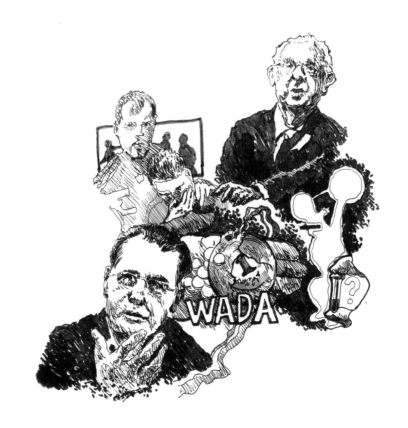

使用兴奋剂是对干净运动员的伤害

兴奋剂给奥林匹克运动带来的困惑挥之不去，最突出的就是对冠军的置疑、对纪录的怀疑、对优秀成绩的存疑。每当一个新的冠军产生、一项新的纪录诞生，人们再也难以抱着一种纯洁和虔诚的心境去崇拜明星和膜拜成绩。前世界反兴奋剂机构主席庞德说，"兴奋剂危机映照偶像的黄昏"。

那些"奥运英雄"的堕落给体育运动蒙上了一层怀疑的阴影。兴奋剂使用者伤害的不仅是被他们窃取奖牌的对手，还有那些勤奋诚实的运动员。因为受到牵连，这些干净的运动员也不得不面对质疑，这对于以社会精神激励为手段的竞技体育来说，是一个悲哀。

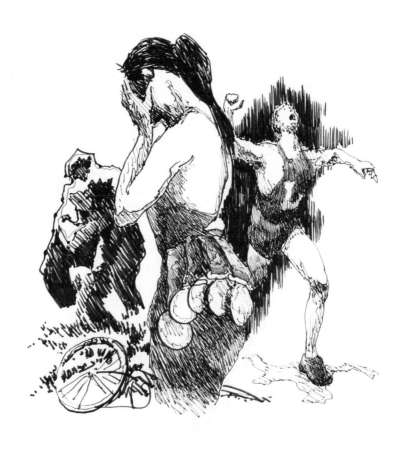

使用兴奋剂对运动员身心的伤害

使用兴奋剂，最直接的受害者是运动员。凡是使用兴奋剂的人都有一个共同的特征，就是不顾身体健康。以提高运动成绩为目的滥用兴奋剂，它将会对身体造成不可逆转的危害，甚至死亡。

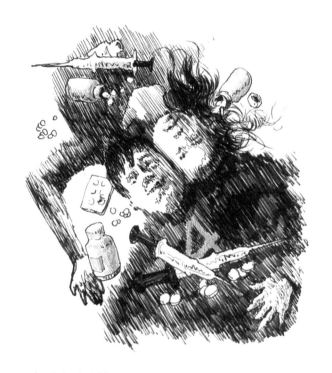

各种兴奋剂都有不同程度的副作用，会直接危害运动员的身体发展，甚至对身体造成永久性伤害。比如，长期使用类固醇类的药物会使人暴躁易怒，使用麻醉剂会让人上瘾，使用生长激素会让人的内脏器官变态生长。兴奋剂还可产生过敏反应、引起各种感染（如肝炎和艾滋病），长期使用还会使人产生药物依赖、损害免疫力、导致细胞和器官功能异常、引起中毒症状，严重的可导致心力衰竭，甚至猝死。

使用兴奋剂对女性运动员的危害更大，会让女性形体特征男性化，比如面部汗毛和体毛增生、长痤疮、嗓音变得低沉、脱发、乳房不发育、月经不调等，甚至不能生育或产下畸形儿，有的女运动员不得不为此做了变性手术。

例如：东德女子铅球运动员海蒂·克力格（Heidi Krieger）由于长期使用类固醇药物而产生过多的男性特征，不得不采取变性手术，并改名为安德烈·克力格（Andreas Krieger）。

有些人认为兴奋剂只能短时产生效应，对身体也就只会产生短时不良影响。只在关键比赛中用上一两次，对身体不会有大的损害，只要加以调节便可完全恢复。这种看法是完全错误的，在使用兴奋剂之时，兴奋剂就已经对身体造成了不可挽回的伤害，而且还有一些我们目前还不知道的潜在危害随时可能爆发。

链球运动员盖斯·滕博格，身高 1.86 米，体重 113 公斤，长期大量使用类固醇致肝脏和胰腺破裂而死。当他告别人世之际，体重只剩下了 43 公斤。看着儿子痛苦地被折磨成皮包骨头的惨状，他父亲老泪横流："我儿子 10 年来一直服用类固醇药丸，否则他保持不了世界级优秀运动员水平，谁知道这下要了他的命。"

兴奋剂不仅对运动员身体健康造成影响，还会带来心理伤害。使用兴奋剂后总担心有朝一日东窗事发，这种心理压力造成当事人行事诡异，偷偷摸摸、躲躲藏藏，不光明正大，忘记了自己参加竞技体育的本质和初心，为了成绩惶惶不可终日。

Q5 | 使用兴奋剂会上瘾吗？

是的，会上瘾

有些人以为只有毒品或麻醉止疼药会致人上瘾，其实包括类固醇和肽类激素在内的很多兴奋剂使用一段时间后都会上瘾。

国际奥委会医学部主任派崔克·沙马什透露，他们在悉尼奥运会期间进行过一次调查研究，结果让他们大惊失色。不管有病没病，许多奥运选手吃"药"成瘾，而且数量、种类都超出了正常范围。这些被调查的选手坦率地承认，他们在调查前三天内服用过 6 至 7 种合法的处方药，一名选手甚至在 3 天内服用了 29 种不同的药丸和药剂，活生生就是一个"药罐子"。

足球巨星马拉多纳在足球生涯中一直受兴奋剂问题困扰，退役后他道出了真相，"我第一次使用可卡因是 1982 年在巴塞罗那，当时我只有 22 岁，我使用可卡因是因为我希望感觉一下生活，像其他行业一样，足球界一直存在吸毒的现象，我希望澄清的一个问题是，我并不是绿茵场上唯一的吸毒者。"驰骋在绿茵场上的"英雄"马拉多纳最终染上毒瘾，他曾多次发誓戒毒，但均告失败。2001 年 1 月，39 岁的马拉多纳在乌拉圭因为心跳失常和高血压等问题住进医院，经过检查之后，医生在马拉多纳的血液中检测出了可卡因。

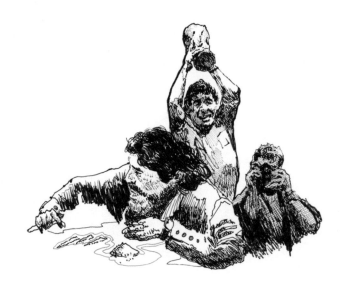

　　这种对某种物质的依赖也称作"药瘾"（物质成瘾）。世界卫生组织对"药瘾"曾做出如下定义：由于反复使用药物而产生对个人和社会有害的，并使躯体出现周期性或慢性的中毒状态。"药瘾"具有下述特点：为了能继续使用这些药物而不择手段去获取它；用量不断增加（产生耐药性）；可产生精神性的和躯体性的依赖（戒断症状），对个人、社会产生恶劣影响。

　　长期滥用某种物质后，产生一种心理上与躯体上的强烈而不能克制寻觅该种物质的状态，以满足体验重复使用该物质的心理快感，这又被称为心理依赖。同时为避免戒断后的躯体不适，不能克制的反复使用某种物质，被称为躯体依赖。

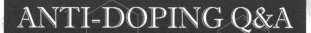

ANTI-DOPING Q&A

三

兴奋剂基础知识

Q6 兴奋剂到底是些什么？

世界反兴奋剂机构（WADA）每年发布的《禁用清单》（Prohibited List）中所包含的禁用物质和方法统称为"兴奋剂"

从 20 世纪 50 年代开始，国际竞技体育蓬勃发展，各项比赛的世界纪录不断被刷新，提高成绩的辅助器材和药物层出不穷，运动员使用兴奋剂的现象愈演愈烈。在 1968 年墨西哥奥运会上，国际奥委会正式实施兴奋剂检查，拉开了国际反兴奋剂斗争的大幕。

为保证检查的权威性，体现公平公正的原则，国际奥委会医学委员会专门制定了一份在奥运会上禁止使用的物质清单，这也是反兴奋剂历史上第一份《禁用清单》；2004 年以后，由世界反兴奋剂机构（WADA）制定并修改，每年发布一份新的《禁用清单》，这份《禁用清单》中包含的所有物质和方法统称为 DOPING，我国翻译为"兴奋剂"。

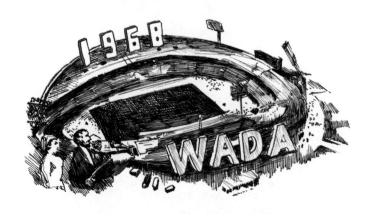

Q7 | 兴奋剂 具有哪些特征?

兴奋剂具有如下典型特征

（1）医学或其他科学证据、药理学作用或经验证明，该种物质或方法，在单独使用或与其他物质和方法一起使用时，可能提高或能够提高运动能力；

（2）医学或其他科学证据、药理学作用或经验证明，使用该种物质或方法可对运动员的健康造成实际的危害或潜在的危害；

（3）世界反兴奋剂机构确定，使用该种物质或方法违背了《反兴奋剂条例》导言中提及的体育精神。

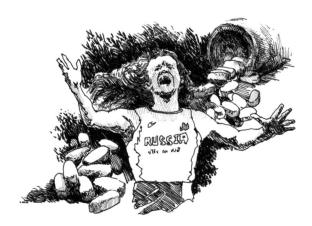

符合以上 3 条中的 2 条即被列入《禁用清单》。除了符合以上 3 条中的 2 条将被列入《禁用清单》外，世界反兴奋剂机构还规定，医学或其他科学证据、药理学作用或经验证明，该种物质或方法具有掩蔽使用其他禁用物质或禁用方法的可能性，则该种物质或方法也将被列入《禁用清单》。

Q8 | 兴奋剂都是使人"兴奋"的吗?

不一定

国际奥委会发布的第一份《禁用清单》中只包括以刺激剂为主的8种物质,当时我国的体育科研人员就根据这些物质的特征形象地翻译为"兴奋剂"。

其实,赛场上能提高运动员表现力的物质并不一定都使人"兴奋"。比如 β–阻断剂(心得安)可以让一些特殊项目的运动员保持冷静和稳定(如射击、射箭等);利尿剂可以让控体重项目的运动员通过加速排泄降低体重而获取额外优势;输血或修饰血液的方法可以获取更多的氧含量,从而达到增加耐力的效果;掩蔽剂本身虽然对竞技表现不起作用,但是可以掩盖使用其他兴奋剂的事实,因此这些物质和方法也都被列入《禁用清单》中。

随着医药科技的进步,越来越多能提高运动员赛场表现力或减少"痛苦"、快速恢复体能但并不使人"兴奋"的物质被列入《禁用清单》,但我国体育界仍然沿用"兴奋剂"这个我国体育界特有的专属名词。

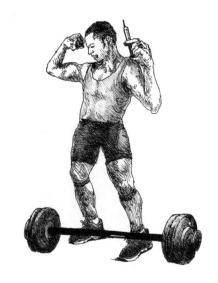

Q9 | 兴奋剂的种类有多少?

　　距第一份《禁用清单》发布已经过去半个世纪了，禁用物质和方法发生了巨大变化，从当初的两类 8 种，发展到现在的 10 大类物质，3 大类方法。2020 年《禁用清单》中明确列出物质名称的约有 300 多种，除了在《禁用清单》中明确列出名称的物质和方法外，大部分禁用物质分类中都特别注明"包括但不仅限于列出的这些物质，还包括它们的代谢物和异构体，以及其他具有相似化学结构或相似生物作用的物质"。加上这两段说明后，禁用物质的范围大大超出了已经列在《禁用清单》中的物质，据此统计，目前的禁用物质已经超过 2000 种。

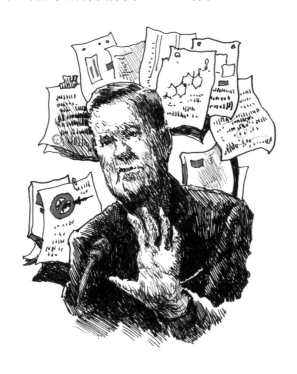

Q10 还没上市的药 可能是兴奋剂吗?

《禁用清单》是按照禁用物质、禁用方法和特殊项目禁用物质分类的，分别用英文字母 S（Substances- 物质）、M（Methods- 方法）和 P（ParticularSports- 特殊项目）代表。

从 2011 年开始，《禁用清单》中增加了 S0. 未获批准的物质，其定义是这样的：在本清单所有章节中尚未涉及的且未经任何政府健康管理部门批准用于人体治疗的药物（例如尚在临床前或正在临床试验阶段或已经终止临床试验的药物、策划药物、仅批准作为兽药的物质），在所有情况下禁用。其中策划药物指为规避现行药品法律法规或法律管制，合成的禁用药物或类似物，以及一切不适合纳入 S1 至 S9 部分的物质。

2003 年 10 月，美国反兴奋剂机构（USADA）公布的一则消息震惊了国际体育界，由一名美国田径教练揭发，增强肌肉力量的新型兴奋剂—四氢孕三烯酮（Tetrahydrogestrinone，THG）出现在大众的视野中。这是一种当时常规兴奋剂检测中还无法检测出的新型合成代谢类固醇。

美国反兴奋剂机构的负责人表示，"我们从没有一次发现服用兴奋剂人数这么多的先例，这完全不同于服用被污染营养补剂检测呈阳性结果的运动员，这是最糟糕的故意使用兴奋剂。这次兴奋剂事件的参与者不单纯是运动员，而是一个涉及化学家、教练和科研人员的阴谋，他们设计研发了这种很难被检测出来的新型合成代谢类固醇提供给运动员使用，欺骗他们的竞争对手。为此，他们还负责支付运动员参加体育赛事的费用。这是对其他运动员以及全体美国人民、爱好体育运动的世界各国人民的一种背信弃义的行为。"

反兴奋剂工作最新要求和进展

新增1种兴奋剂违规行为(原 Q24 什么是兴奋剂违规？)

根据世界反兴奋剂机构 2021 版《世界反兴奋剂条例》，兴奋剂违规行为一共有 11 种，较之前新增 1 种（第 11 条）：

一、在运动员的样本中发现禁用物质或其代谢物或标记物；

二、运动员使用或企图使用某种禁用物质或禁用方法；

三、运动员逃避、拒绝或未完成样本采集；

四、运动员违反行踪信息管理规定；

五、运动员或其他当事人篡改或企图篡改兴奋剂管制过程中的任何环节；

六、运动员或运动员辅助人员持有某种禁用物质或禁用方法；

七、运动员或其他当事人从事或企图从事任何禁用物质或禁用方法的交易；

八、运动员或其他当事人赛内对运动员施用或企图施用任何禁用物质或禁用方法，或赛外对运动员施用或企图施用任何赛外禁用的禁用物质或禁用方法；

九、运动员或其他当事人共谋或企图共谋；

十、运动员或其他当事人禁止合作；

十一、运动员或其他当事人阻止或报复向有关部门举报的行为。

《刑法修正案（十一）》纳入"妨害兴奋剂管理罪"

2020 年 12 月 26 日第十三届全国人民代表大会常务委员会第二十四次会议审议通过《中华人民共和国刑法修正案（十一）》，在刑法第三百五十五条后增加一条，作为第三百五十五条之一，明确将引诱、教唆、欺骗、组织、强迫运动员使用兴奋剂的行为规定为犯罪，并自 2021 年 3 月 1 日起施行。

俄罗斯事件最新进展

2020 年 12 月 17 日，国际体育仲裁院裁定俄罗斯反兴奋剂机构未遵守《世界反兴奋剂条例》，自裁决做出之日起两年内，禁止俄罗斯政府代表担任《世界反兴奋剂条例》签约方或签约方联盟的理事会委员等，并禁止其参加奥运会、残奥会、世锦赛；在该两年期间，俄罗斯不得主办或申办，或在该两年期间内被授予主办奥运会、残奥会、世锦赛；俄罗斯的国旗不得在奥运会、残奥会、世锦赛的官方场馆或区域内升起或展示，俄罗斯的国歌也不能在前述区域演奏或演唱；运动员及其运动员辅助人员都只能有条件地参加前述赛事，且应身穿着经相关签约方批准的制服，不得含有俄罗斯国旗，或俄罗斯国徽或俄罗斯的其他国家象征。

在那之后的一个月，丑闻传遍了全世界。这次美国体育界大规模服用新型兴奋剂事件已经远远超出了美国反兴奋剂机构所能控制的范围，涉及多种犯罪行为，美国多个部门共同介入调查。最后在美国联邦调查局（FBI）掌握大量证据的压力下，巴尔科实验室创立者维克多·孔特不得不供出了长达 27 人的客户名单，其中包括琼斯、蒙哥马利等美国田径世界冠军以及棒球、橄榄球界的一批名将。

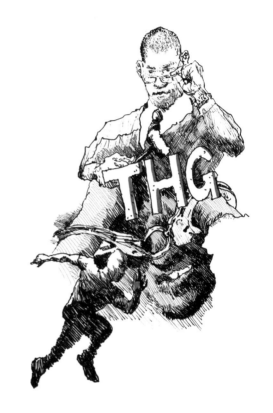

2005 年 7 月，THG 兴奋剂丑闻的主角巴尔科实验室创立者维克多·孔特承认自己确有分发人工合成类固醇 THG 和洗黑钱的行为，并被联邦法院判处 4 个月监禁和 4 个月的软禁。

2006 年 8 月，巴尔科实验室的合伙人化学家派特里克·阿诺德承认在巴尔科兴奋剂丑闻中参与设计制造并分发合成代谢类固醇 THG。8 月 4 日他被美国联邦法院判处 3 个月监禁，之后还要被软禁 3 个月。

2007 年 10 月 5 日，昔日世界第一"女飞人"、三次获得国际田联最佳运动员和杰西·欧文斯奖的美国短跑运动员马瑞恩·琼斯在无数次否认后，终于在联邦法庭上承认从 2000 年 9 月到 2001 年 7 月服用过类固醇药物 THG，并承认之前撒谎。随后，琼斯宣布退役并向国际奥委会退还了在悉尼奥运会上获得的 5 枚奖牌。尽管当时 THG 并没有在《禁用清单》上。但 S0. 未获批准的物质彰显了《禁用清单》的前瞻性和预防性。

Q11 | "瘦肉精"是兴奋剂吗?

"瘦肉精"属于《禁用清单》中 S1. 蛋白同化制剂,属于兴奋剂

蛋白同化制剂,顾名思义可以促进蛋白质的合成增加肌肉。蛋白同化制剂又分成两类,除了以克仑特罗("瘦肉精")为代表的一类物质外,另一大类除了具有合成蛋白的作用外,还具有明显的雄性激素作用,因此被称为蛋白同化雄性类固醇,也是目前运动员使用最多的兴奋剂。其主要代表物质有:睾酮、甲睾酮、美雄酮(大力补)、诺龙、司坦唑醇(康力龙)、去氢氯甲睾酮、四氢孕三烯酮(THG)等。

作用:蛋白同化制剂,刺激肌肉细胞和骨骼细胞生成,增加肌肉和骨骼,使肌肉发达增加肌肉爆发力,耐力增强使运动员在一定时间内增加训练强度和延长训练时间,以及在大运动量训练后更快得到恢复,尤其多用在力量、速度、耐力等项目上。

危害：该类药物起效相对较慢，一般需长时间服食，其毒副作用发生较慢，且延续时间较长。服用类固醇后，会使肌腱的脆性增加，尤为常见的是肌腱撕裂；合成类固醇对肝脏的损害随服药剂量和时间的增加而增大，最普遍的问题是高血压和低密度脂蛋白胆固醇的增加导致肝功能异常，长期大量滥用合成类固醇引起肝脏并发症肝紫癜，导致血管异常，可以致命；合成类固醇还可导致性别和生殖系统的紊乱，而且这些紊乱在长时间停药后常常也不能复原；青春期前的儿童服用合成类固醇可阻碍性器官和骨骼的发育，促使长骨骺软骨过早骨化愈合，造成不可逆的终身矮小。另外，合成类固醇还有潜在的毒副作用可引发再生障碍性贫血、范可尼贫血、营养不良性贫血、肾脏系统和心血管系统灾难性的后果，严重的导致不孕不育、肿瘤、猝死。

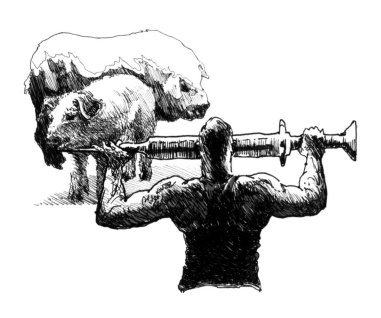

听一听美国另一位"女飞人"科莉·怀特对兴奋剂的控诉。在纽约她声泪俱下地向记者讲述了使用蛋白同化制剂的全部经过。

26 岁时，她虽然积极训练并参加了许多比赛，但用怀特自己的话说，"几乎没有人知道怎样正确拼写我的名字"。尽管 2001 年她成绩并不差，甚至在埃德蒙顿世锦赛女子 200 米项目中拿到了铜牌。可惜，在那个时候，所有这些都被琼斯的辉煌掩盖了。

2003 年 2 月底，怀特开始定期服用类固醇药物。她回忆说，每隔一天就注射一次，每周还注射一次促红素（EPO）。另外，还定期在四肢涂抹一种以睾酮为主要成分的乳膏。药物的效果很快就显现出来了。怀特说："仅仅两周之后，我就感觉到了明显的变化。比如说，一组 4×200 米冲刺的训练，以前我会觉得很难完成，而现在却相当轻松，甚至将每个冲刺之间休息的时间从 5 分钟减到 2 分钟。"

伴随着成绩的增长，怀特身体上不可避免地出现了一些变化。原本光滑的脸上长满粉刺，肌肉坚硬得让人害怕，月经紊乱，两周就会来一次。"有一天我跟我奶奶打电话，她说：'孩子，你的声音真是有点滑稽。'我感觉自己完全变成了一个不同的人。"每次照镜子时："我都会产生疑问，这姑娘是谁啊？这还是科莉·怀特吗？"

Q12 | 促红素
为什么会造成运动员猝死？

促红素全称促红细胞生成素（Erythropoietin，简称EPO）。作用于骨髓造血干细胞，促使干细胞分裂、分化，生成红细胞的过程称为"促红细胞生成"。由于红细胞没有细胞核、核糖体以及线粒体等重要细胞成分，不能通过自身的分裂、分化，获得数量上的增加。因此，"促红细胞生成"是机体产生新生红细胞的唯一途径。而促红素作为促使造血干细胞分化的重要成分，对于红细胞生成、维持血中红细胞数（RBC）和血红蛋白（Hb）的稳定状态起着决定性的作用。

1977年，医学界第一次获得纯化的促红素后，开始在临床治疗因慢性肾功能衰竭促红素分泌不足造成的贫血，以及抵消癌症患者因化疗和放疗造成的贫血。促红素促进红细胞生成，对于贫血的病人来讲，带给他们的是生机。但是，一些想靠投机取巧获取利益的运动员和教练员也把目光盯上了这种能刺激体内红血球生长，使血液能给肌肉输送更多氧气的物质。殊不知，对于那些血液指标正常、血细胞甚至高于常人的运动员来说，促红素带给他们的有可能就是死亡。美国学者霍伯曼（Hoberman）在《致命的引擎》（Mortal Engines）一书中提到，仅在 1987–1988 年间，有 18 名比利时和荷兰专业自行车手死亡。他们中大多数的死因是因为过度使用人工促红素。

据一些医生分析，因为在炎热的天气中，马拉松等长距离运动项目本身就会造成运动员严重脱水，从而使血液粘滞度升高，如果运动员再使用促红素，在脱水的情况下血液中的红细胞百分比会急剧升高，增加血栓、中风和心脏病突发的机会，一旦超过心脏的承载能力，或发生冠状动脉血栓和肺部栓塞，后果不堪设想。

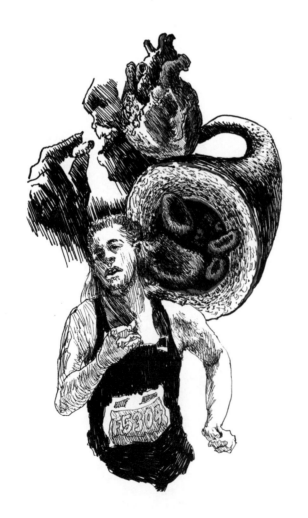

Q13 | 治疗哮喘的药也属于兴奋剂吗？

是的，因为治疗哮喘的药物通常可以增加氧气的摄入

哮喘是一种古老的慢性疾病，其特征是反复发作的气道阻塞和由于气道炎症引起的喘息。直到 20 世纪初，医学科学工作者对哮喘的研究有了突破性进展，发现肾上腺素作用于 β_2 受体具有平喘的作用，开始用选择性 β_2 肾上腺素受体激动剂（简称：β_2 激动剂）治疗哮喘。这类药物通过兴奋气道平滑肌和肥大细胞膜表面的 β_2 受体，能舒张气道平滑肌、增强气道纤毛运动、促进气道分泌、降低血管通透性、减轻气道粘膜下水肿等，有利于氧气吸入，缓解哮喘症状。同时这类物质还会使心肌收缩力加强、兴奋性增高，相当于蛋白同化激素的作用。因此，这类物质在《禁用清单》中的分类是 S3. β_2 – 激动剂。

主要代表物质：福莫特罗（Formoterol）、沙丁胺醇（Salbutamol）、沙美特罗（Salmeterol）、特布他林（Terbutaline）、去甲乌药碱（Higenamine）等。

主要危害：造成心悸、头痛、盗汗、恶心、肌肉痉挛、情绪紧张等。长期应用导致哮喘病人气道炎症加重，还会出现反弹效应。也就是说，当停药时，哮喘症状比以前更重，使哮喘病情恶化。

特别需要提醒的是，2017 年，去甲乌药碱被正式列入《禁用清单》S3. b2– 激动剂。而多种中药制剂中都含有去甲乌药碱成分。因此，国家体育总局反兴奋剂中心专门向广大运动员提示加强防控违禁物质去甲乌药碱阳性风险防控，由于这种物质在许多药品、营养品、食品甚至化妆品中存在，因此运动员误服误用风险相当高。

国家体育总局反兴奋剂中心在通知中提示，多种膏药、莲子、热带水果释迦，甚至一款英国著名护肤品牌下的蓝莓美白身体乳都含有该物质。运动员在使用含有波叶青牛胆、附子、乌头、乌药、细辛等成分的药品、营养品或食品时必须格外小心。

为避免运动员误服误用导致兴奋剂阳性违规，中心要求运动员所用药品、营养品均应记录在案，不使用成分不明确的药品、营养品等。确因伤病治疗需要使用含有违禁物质的药品，应当按规定申报治疗用药豁免，获得批准后使用。运动员接受兴奋剂检查时务必在检查记录单上写明"最近七天用药记录"，包括任何处方和非处方药物或营养品，并最好注明剂量。

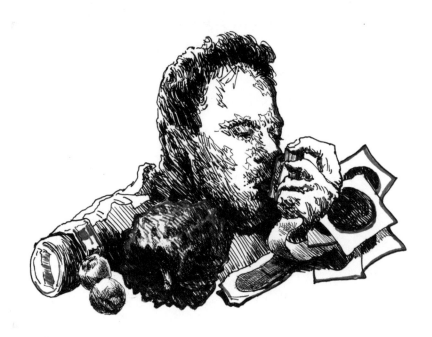

Q14 | 有些男性 为什么会乳房增生？

大量雄激素通过芳香化酶转化成雌激素的结果

乳房增生与体内雌激素有关，而男性体内的雌激素，有一大部分是雄激素在芳香化酶的作用下转化而来的。有些运动员长期大量使用雄激素，为了不让这些雄激素向雌激素转化，会使用芳香化酶抑制剂来保证体内雄激素的高水平。可是一旦药物停用，芳香化酶就会将体内大量滞留的雄激素转化为雌激素，当雌激素过量，打破雌雄激素平衡时，男性就会出现乳腺过度发育、体毛稀疏、性欲减退等"女性化"症状。

《禁用清单》S4.激素及代谢调节剂中，除了芳香酶抑制剂（氨鲁米特）还包括选择性雌激素受体调节剂（SERMs）、其他抗雌激素作用物质（氯米芬）、调节肌抑素功能的制剂（myostatininhibitors）以及代谢调节剂（AMP－激活的蛋白激酶（AMPK）激动剂，如阿卡地新（AICAR），SR9009和过氧化物酶体增殖物激活受体 δ（PPAR δ）激动剂等、胰岛素类以及胰岛素模拟物类、美度铵、曲美他嗪等）。

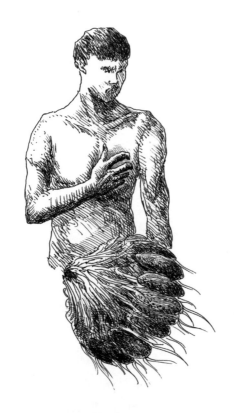

这类物质除了停药后会产生雌激素的副作用外，在使用期还会产生雄性激素的副作用，以及胃肠功能紊乱（厌食、恶心、呕吐和腹泻）、乏力、忧郁、头痛或皮疹等。

在此，要特别提醒运动员关注《禁用清单》的变化，吸取其他运动员的教训。世界反兴奋剂机构每年都要对《禁用清单》修订，并于年底前发布，从下一年度的1月1日起执行新的《禁用清单》。美度铵（Meldonium）在2014年以前并没有列入《禁用清单》。俄罗斯著名网球运动员莎拉波娃一直使用美度铵（米屈肼）用来改善心肌功能。然而，她因没有注意到《禁用清单》的变化，造成兴奋剂违规并受到处罚。

Q15 | 利尿剂是兴奋剂吗?

在《禁用清单》中列入 S5. 利尿剂和掩蔽剂

代表物质：丙磺舒、血容量扩充剂类、坎利酮、噻嗪类等。

作用：利尿剂是用来促进体液从组织中排出的。在控体重项目，如举重、拳击、柔道、摔跤等比赛中，运动员为了尽可能地参加小级别的比赛，常常通过使用利尿剂迅速减轻体重，从而在比赛中获得体重优势。另一方面，有些运动员抱着侥幸心理，将利尿剂当作掩蔽剂使用，认为这类物质在快速排出体液的同时将服用的其他兴奋剂代谢物也快速带出体外，从而可以逃过兴奋剂检查，因此利尿剂早在20世纪80年代即被列入《禁用清单》。

危害：会导致身体电解质紊乱、脂肪代谢紊乱、糖代谢改变、肌肉血流的改变、肌病等一系列不良后果，由于运动员在运动中高热、脱水、疲劳和糖原耗竭的概率远高于普通人，利尿剂会带来更危重的影响，严重者可危及生命。

特别提示，近期国内氢氯噻嗪阳性呈高发态势，2016 年以来已发生 17 例。调查表明，部分氢氯噻嗪阳性是运动员使用了受污染的营养品导致的。近年来，国家体育总局反兴奋剂中心在营养品检测中，也查出过多例氢氯噻嗪阳性。因此，国家体育总局反兴奋剂中心在 2018 年 12 月 28 日再次发布《关于防控药品兴奋剂风险的通知》。通知中提示氢氯噻嗪属于《禁用清单国际标准》S5 利尿剂和掩蔽剂类禁用物质，赛内外均禁止使用。

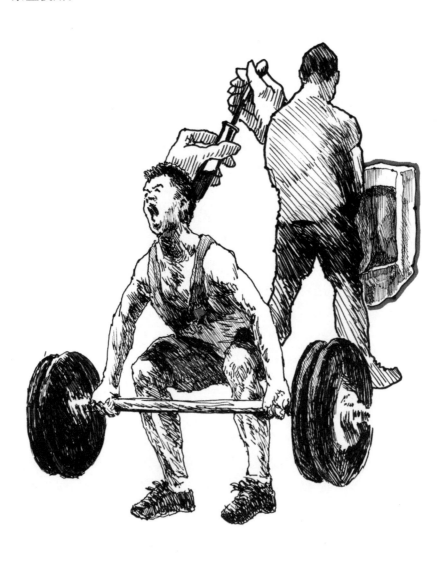

Q16 | 感冒药里 会有兴奋剂吗?

某些治疗感冒的药物中含有兴奋剂成分

感冒药含有的兴奋剂成分主要是麻黄碱类物质。麻黄碱会刺激脑神经、加快心率和扩张支气管,增加运动员的兴奋程度,所以属于兴奋剂。如日夜百服宁、泰诺、泰诺日夜片、白加黑、鼻炎康等。

这一类物质的代表有:苯丙胺、可卡因、麻黄碱、士的宁等。这类物质在《禁用清单》中属于 S6. 刺激剂,因为这类物质是最早公布的违禁药物之一,又对神经和肌肉起直接的刺激兴奋作用,因此 20 世纪 60 年代我国把当时的禁用物质都翻译为"兴奋剂",尽管后来禁用物质不断增加,我国体育界一直沿用"兴奋剂"这个专属名词。

因为刺激剂的作用直接,所以早在古希腊时代,就有人通过喝特制的茶、嚼可可叶等方式来提神醒脑,达到兴奋的目的。可以说,自从人类历史上有了竞技体育运动,使用兴奋剂的历史就开始了。在 1904 年美国圣路易斯举办的第 3 届夏季奥运会上，第一名冲过终点的美国运动员希克斯在跑过终点后倒地不起，后经医务人员紧急抢救才苏醒过来。事后他的教练很自豪地对记者说："其实在离终点还有 7 英里时，他已经筋疲力尽跑不动了，很想退出比赛，我劝住了他，给他服用了白兰地和一种士的宁（Strychnine）的刺激剂，使他处于高度兴奋状态并完成了比赛。"

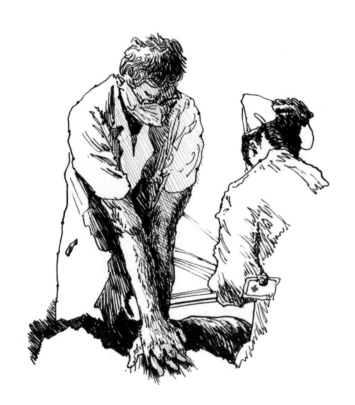

特别提示：由于许多感冒药里都含有这类物质，有些运动员得了感冒不敢吃药，其实大可不必谈虎色变，因为这类物质只有比赛期间检查，赛外并不检查这类物质，所以平时是可以吃的。

Q17 | 兴奋剂
是毒品吗?

有些兴奋剂就是毒品

有些兴奋剂是毒品，比如上面提到的刺激剂苯丙胺，精练提纯后的甲基苯丙胺的俗名就是大名鼎鼎的"冰毒"。再来看看《禁用清单》中 S7. 麻醉剂，其中的代表物质很多都是耳熟能详的毒品，如二醋吗啡（海洛因）、美沙酮、吗啡、哌替啶、芬太尼及其衍生物等。

作用：抑制疼痛的产生，可使肌肉麻醉、降低痛感、提高心理亢奋。这类药物有些具有刺激作用，有些则起到镇静或抑制作用。

危害：麻醉止疼剂会使身体保护机制被抑制，从而身体强行运动，对原受伤组织可能造成更严重的甚至永久的伤害。使用麻醉剂还会抑制呼吸、心跳过速、血压下降，还会引起白血球减少。这类药物持久使用会改变人的性格，引起严重的生理和心理伤害，滥用麻醉剂者成瘾，产生幻觉，神经错乱，容易卷入暴力行动和犯罪活动，超剂量服用麻醉剂可造成生命危险。

在这类物质中，不得不提到出现在中美贸易谈判中的"明星"物质—芬太尼。

据新华社报道，2018 年当地时间 12 月 1 日晚，中美两国元首在坦诚友好的气氛中，就中美关系和共同关心的国际问题深入交换意见，达成重要共识。双方同意，在互惠互利基础上拓展合作，在相互尊重基础上管控分歧，共同推进以协调、合作、稳定为基调的中美关系，为今后一个时期的中美关系指明了方向。

美国白宫办公室发表的一则声明中，称这是一场"非常成功的会晤"，但紧接着说，"非常重要的是，中国以一种高尚的人道主义姿态，同意将芬太尼指定为一种受控物质，这意味着向美国出售芬太尼的人将受到中国法律规定的最高刑罚。"这则消息被美国白宫办公室放在了中美就贸易问题达成的一系列共识之前，也将芬太尼推到了大众的眼前。可见这种毒品的危害之大，已经引起了全世界的重视。

根据维基百科介绍，芬太尼（Fentanyl）是一种强效的类阿片止痛剂，截至 2012 年，芬太尼是医学中使用最广泛的合成阿片类药物。其特点是起效迅速且作用时间极短，静脉注射后 1 分钟起效，4 分钟达高峰，维持作用 30 分钟；肌内注射后约 7 分钟起效，维持约 1~2 小时。它是脑中 μ–阿片受体的强力激动剂，芬太尼比吗啡效力高 50~100 倍，是海洛因的 50 倍。而芬太尼的衍生物卡芬太尼（carfentanil）更变态，其药效是芬太尼的 100 倍，海洛因的 5000 倍，吗啡的 10000 倍，只要 0.02 克，就足以使一个成年人毙命。

芬太尼最早由比利时医生保罗·扬森于 1960 年研制出来，1968 年在美国被批准用于医疗用途，当它与其他药物联合使用时，通常用作疼痛药物或麻醉剂，服用方式包括口服和贴片。它的典型副作用包括嗜睡、困惑和恶心，更严重的副作用包括上瘾、低血压和呼吸抑制，如果没有医学专业人员迅速解决呼吸抑制可能导致死亡。

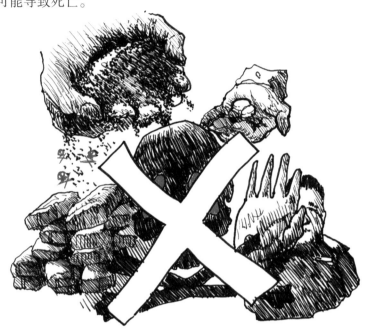

但后来芬太尼被当作了娱乐性用药，成了实验室毒品的重要成分。由于它的效力极强，导致 2000 年至 2017 年间发生了无数药物过量死亡的案例。

在百度搜索栏里输入"芬太尼"三个字，第一条不是关于这个名词的解释，也不是资讯或广告，而是一个蓝色的长条框。框里 12 个字接一个链接：健康人生，绿色无毒。详情查看：中国禁毒网。

据国家禁毒办称，2012 至 2015 年间仅发现芬太尼类物质 6 份，而在 2016 年发现的新精神活性物质中，芬太尼类物质有 66 份。因此，从 2017 年 3 月 1 日起，公安部、卫计委、国家食药总局决定将卡芬太尼、呋喃芬太尼、丙烯酰芬太尼、戊酰芬太尼四种物质，列为非药用类麻醉药品和精神药品管制品种。

Q18 | 运动员
为什么不能吸食大麻?

大麻被列入《禁用清单》S8. 大麻（酚）类

《禁用清单》中明确规定所有天然的和合成的大麻（酚）类都是被禁止的，包括任何大麻制品或者合成大麻（酚）。尽管在《禁用清单》中大麻二醇（CBD）是不被禁用的。但是，运动员应当意识到，从大麻植物中提取出的一些大麻二醇产品也可能含有四氢大麻酚，这可能导致大麻（酚）类的检测结果呈阳性。

大麻是一种能在地球上大部分温带和热带地区生长的一年生草本植物，强韧耐寒。通常所说的可制造毒品的大麻，是指印度大麻中一种较矮小、多分枝的变种。这种大麻的雌花枝上的顶端、叶、种子及茎中均有树脂，叫大麻脂，从大麻脂中可提取大量大麻毒品。

副作用：使人产生幻觉。

危害：大麻的致畸、致癌、致突变实验均为阳性。有研究表明，大麻中的化学物质会妨碍精子与卵子结合完成受精过程从而影响人的生育能力。

吸食大麻使人脑功能失调，记忆力受损害、平衡功能发生障碍、意识混乱及精神病反应，长期摄入大麻可引起脑的退行性病变。

大麻将导致精神依赖性，能够影响中枢神经系统。引起欣快感，并引

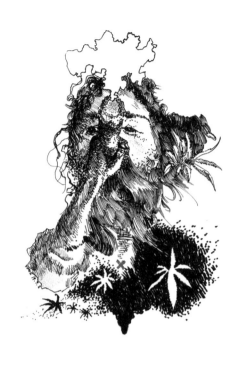

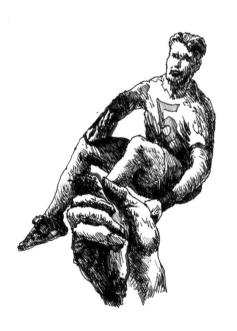

起倦睡。大剂量服用可出现幻视、焦虑、抑郁、情绪突变的反应，可诱发精神错乱、偏执狂和妄想型精神分裂症等中毒性精神病。

大麻的生理效应主要表现为对心血管系统、呼吸系统、免疫系统的影响。其耐受性有一定的限度且是相对的，并与剂量有关。长期的大麻使用者在中止用药 10 小时后，可发生轻到中等程度的戒断反应，在 48 小时达到顶点，此过程可维持 4~5 天。这些反应和症状包括震颤、出汗、恶心、呕吐、腹泻、烦躁不安、厌食、睡眠障碍等。

长期的大麻吸食者会部分或全部丧失社会职业功能，沉湎于大麻的吸食或设法获得此类物质的行为中而不能自拔；可导致一种"无动机性综合征"或"全盘淡漠感"的状态，表现为冷漠、呆滞、做事乏味、懒散、情感枯燥、易怒、睡眠周期改变等，这对人的身心健康具有极大的破坏性作用。大麻吸食者可以对个人仪表、卫生、饮食均失去兴趣，人格发生变化，可产生"去人格化"，事业上的进取心减退，或根本失去工作、生活和学习能力。这种人常常会出现危害社会的犯罪和攻击行为。

Q19 | 运动员在赛场受伤可以接受封闭治疗吗?

局部封闭治疗是可以的。

封闭疗法也叫"局封",是由局部麻醉演变而来的一种治疗疼痛的方法。封闭疗法的基本操作方法是,将局麻药和激素类药物的混合液注射于疼痛的部位,达到消炎、镇痛的目的。封闭疗法是一种简单、安全、疗效可靠的缓解患者肌肉疼痛或不适的治疗方法。

封闭疗法中常用的糖皮质激素类药物有泼尼松、甲泼尼松、倍他米松、丙酸倍氯米松、得宝松、泼尼松龙、氢化可的松、地塞米松等,属于《禁用清单》中的 S9.糖皮质激素类。《禁用清单》规定:所有糖皮质激素赛内禁止口服、静脉注射,肌注或直肠给药。因此,运动员应用封闭疗法治疗时,要注意药物的剂量应控制在安全范围内,否则不仅容易造成兴奋剂违规,还会产生严重的毒副反应。

运动员在接受兴奋剂检查时,应在检查记录单上注明用药方法、种类和剂量。糖皮质激素是维持生命所必需的物质,对蛋白质、糖、脂肪、水、电解质代谢及多种组织器官的功能有重要影响。因此类物质具有一定的蛋白同化功能,超生理量的糖皮质激素具有抗炎、抗过敏和抑制免疫等多种药理作用。但是,糖皮质激素常见的副作用如下。

(1)向心性肥胖:激素导致人体的脂肪重新分布,四肢的脂肪减少,面部、胸腹背部的脂肪堆积,我们称向心性肥胖,形象地描述为"满月脸、水牛背"。客观地说,向心性肥胖对健康的影响并不大,但对形象的影响太大,这是许多人尤其是年轻女性不愿意使用激素的主要原因。不过向心性肥胖是可逆的,停用激素后一般可恢复。

(2)血糖升高:激素影响糖的代谢导致血糖升高,我们称类固醇性糖尿病。

(3)胃溃疡:激素导致胃酸分泌增加,诱发和加重胃和十二指肠溃疡,严重者导致上消化道出血等,非甾体消炎镇痛药可加强糖皮质激素的致溃疡作用。

（4）高血压：激素引起钠在体内蓄积加重高血压、良性颅内压升高综合征。

（5）骨质疏松：激素导致钙的丢失，体内缺钙，骨质疏松或骨折、肱或股骨头缺血性坏死、脊椎压缩性骨折、长骨病理性骨折。所以一般用药要求哪怕使用少量激素也要同时补钙。

（6）精神症状：兴奋、失眠、暴躁易怒等情绪改变，三环类抗抑郁药可使糖皮质激素引起的精神症状加重。

（7）抑制免疫：容易诱发或者加重感染，因为激素抑制了自身免疫，一些微生物得以长驱直入进入人体形成感染。此外，激素还抑制感染后的发热、咳嗽等症状，使人很难感知到发生了感染而没有及时处理。个别慢性感染比如结核感染者禁止使用激素。

（8）皮肤改变：痤疮、多毛、青斑等。

（9）眼：青光眼，白内障等。

（10）长期大量使用糖皮质激素亦可能引起肝细胞脂肪浸润、儿童生长受到抑制。与其他药物合用更需谨慎，比如可增强对乙酰氨基酚的肝毒性。

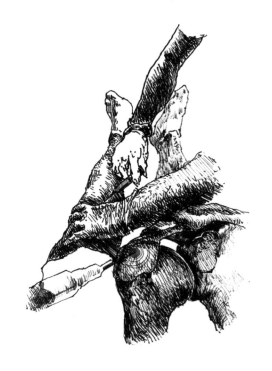

Q20 | 都有哪些方法 属于兴奋剂违规?

《禁用清单》中明确规定 3 类方法属于兴奋剂违规

M1. 篡改血液和血液成分

（1）向循环系统内注入或回输任何来源及任何数量的自体、同种异体（同源）或异源血液或血红细胞制品。

（2）人为提高氧气摄入、输送或释放的方法。包括但不仅限于使用全氟化合物、乙丙昔罗【efaproxiral（RSR13）】以及经修饰的血红蛋白制剂，如以血红蛋白为主剂的血液替代品，微囊血红蛋白制剂等。

（3）通过物理或化学手段，以任何形式向血管内输送全血或血液成分。

M2. 化学和物理篡改

（1）在兴奋剂检查过程中，禁止篡改或企图篡改样品的完整性和有效性的行为。包括但不仅限于置换尿样和 / 或变更尿样，例如使用蛋白酶。

（2）在 12 小时期间内，静脉输液和 / 或静脉注射剂量不得超过 100ml，但在医疗机构进行的合理治疗、手术治疗或临床诊断检查过程中的正当使用除外。

M3. 基因兴奋剂

（1）使用核酸聚合物及其类似物。

（2）使用旨在改变基因组序列和 / 或基因表达的转录或表观遗传调控的基因编辑制剂。

（3）使用常规或经基因修饰的细胞。

有组织系统地使用血液回输方法发生在 1984 年美国洛杉矶夏季奥运会上的美国自行车队。因为自 1912 年瑞典斯德哥尔摩第 5 届夏季奥运会以来，尽管美国队在奥运会成绩榜上一直独占鳌头，但在奥运会自行车项目中却一直没有获得过奖牌，这是一场持续了很长时间的心病。1984年奥运会美国自行车队终于通过使用血液回输的方法赢得9枚奥运奖牌，包括4枚金牌。

其实早在1976年，国际奥委会医学委员会通过官方声明和医学指南，正式谴责了对身体健康的运动员进行输血的做法，输血是违反体育道德的，可能是危险的。

血液回输不但违反了体育道德和医学伦理，而且对损害人体健康有着无法避免的危险。输血或输入血液制品会引起人体内的血量突然增加，导致血压升高，加重心脏负担，造成循环系统超量负荷，出现心力衰竭或代谢性休克等。如果输入他人的血液，会引起皮疹、发烧等过敏反应、急性溶血性反应、输血后的发烧或黄疸病症等。如果输入血型有误还会造成对肾脏功能的极大损害。同时，异体输血极容易感染病毒性肝炎、艾滋病等传染性疾病，给运动员自己和家人带来不尽的痛苦和苦恼。因此，国际奥委会于1985年及时将血液回输列入了《禁用清单》中。

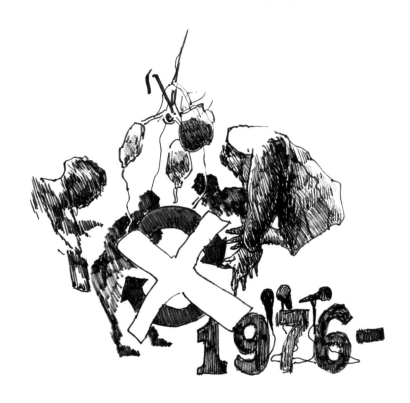

Q21 | 什么是 化学和物理篡改?

通过向尿样中添加某些化学物质改变尿样中的化合物结构和成分(化学篡改),或通过置换尿样(物理篡改)等非法手段达到扰乱样品分析结果的目的,在《禁用清单》中定义为 M2. 化学和物理篡改。

一个化学和物理篡改样品的案例发生在 20 世纪末。在 1996 年亚特兰大奥运会游泳赛场上,爱尔兰游泳运动员米歇尔·斯密司赢得 3 枚金牌和一枚铜牌,这个成绩遭到国际游泳界的广泛质疑。因为在 3 年前她 400 米个人混合泳的成绩还仅仅排在第 90 位,但自从跟随她丈夫训练仅仅 1 年后,她的成绩就迅速攀升到第 17 位,而她的丈夫正是因为使用兴奋剂而被禁赛 4 年。奥运会后,国际游泳联合会多次对米歇尔·斯密司开展赛外检查。

1998 年 1 月,爱尔兰首都都柏林郊外清冷的早晨,两名国际泳联的兴奋剂检查官出现在米歇尔·斯密司和她丈夫居住的家中,对米歇尔·斯密司进行赛外兴奋剂检查,尽管她提供了尿样,但由于在提供尿样时,米歇尔·斯密司身穿一件很厚的长外套,检查官并没有看清楚提供尿样的真实过程。就这样,样品被密封后送到了巴塞罗那实验室。结果令人震惊,样品中的酒精含量达到了致命的程度,为了掩盖样品的真实成分,样品中加入了大量的威士忌。国际游泳联合会最终作出处罚决定,米歇尔·斯密司被禁赛 4 年。

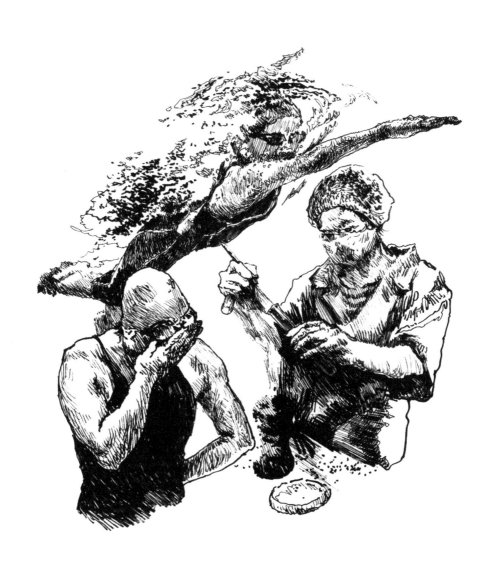

Q22 | 什么是
基因兴奋剂?

基因兴奋剂是指出于非治疗性利用基因、遗传物质和或细胞的物质和或技术，达到提高运动成绩的目的，其技术基础是将可提高运动能力的基因以基因治疗的方式导入运动员相关靶细胞内进行基因改造。

在体育领域滥用基因治疗技术的方法之一，是注射有助于促红细胞生成素（EPO）产生的基因，这样会造成血红细胞数量的增加，增强运动员血液的携氧量，从而将更多的氧提供给人体细胞。这一治疗方法原本是为帮助严重贫血症患者，但现在却可能被潜在用于提高健康人的有氧能力。瑞士洛桑一家生物技术公司正在利用遗传工程制造可产生 EPO 的人体细胞，然后将这些细胞移植给那些可能要靠 EPO 救命的人——接受肾透析的病人或血液病患者。据报道，投入临床试验的"产生 EPO 基因"治疗法，只需通过注射一次改造过的基因，就可使运动员的血红细胞数量激增 40%，进而提高其整个赛季的耐力。

另一种可能会被"基因骗子"剽窃的基因疗法，是利用血管内壁生长因子（VEGF）。美国密歇根大学的桑贾依·拉贾戈帕兰教授和其同事，已经利用一种转基因病毒（GM virus）将 VEGF 输送给外周动脉粥样硬化症患者。众所周知，该种疾病会引发四肢血管收缩，并可导致患者截肢。

上述疗法可以提升VEGF量标准，从而扩展血管内径。因此，为了提高运动成绩，运动员可能会利用这种疗法增加肌肉的供血量。这种基因治疗技术利用普通的冷病毒将VEGF基因输送至细胞，因此即便查出了该种病毒，也不能证明运动员曾经使用过欺骗手段。

国际奥委会、世界反兴奋剂机构及许多国家的专家们高度关注基因兴奋剂，掌握先进基因疗法的科学家们也意识到了滥用基因技术的可能性，他们积极同反兴奋剂组织合作，开展可能存在的检测方法，确定标记基因技术药物处理方法的可行性研究，预防基因兴奋剂的使用。2003年，基因兴奋剂被世界反兴奋剂机构和国际奥委会正式列入《禁用清单》。

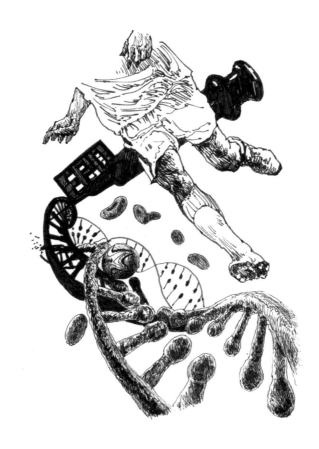

Q23 | "心得安" 也能提高赛场表现力吗?

"心得安"能降低心率且提高稳定性,在射击、射箭等项目中可以起到提高成绩的作用

《禁用清单》中有一类特殊项目禁用物质,P1.β-阻断剂。

代表物质:醋丁洛尔、卡维地洛、美替洛尔、吲哚洛尔、普萘洛尔("心得安")。

作用:β-阻断剂是用来降低血压、减慢心率和阻断刺激性反应,使肌肉放松,缓解紧张和焦虑,可以提高动作的稳定性。

副作用:可导致突发性支气管痉挛,由于其降低血压和减缓心率,造成睡眠障碍,甚至诱发中枢神经系统的抑郁症状,还可能导致男子性功能异常。

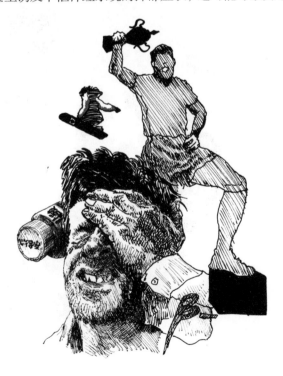

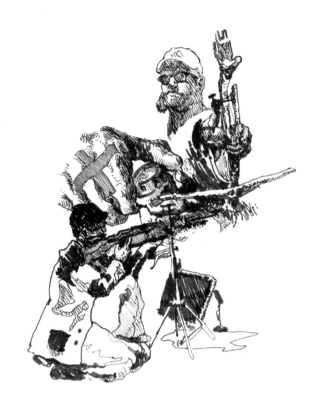

下列项目中，除非有特殊说明，β–阻断剂仅在赛内禁用。标注 * 的项目在赛外亦禁用。

射箭（WA，国际射箭联合会）*

汽车运动（FIA，国际汽车运动联合会）

台球（所有项目）（WCBS，世界台球联盟）

飞镖（WDF，世界飞镖联合会）

高尔夫（IGF，国际高尔夫联合会）

射击（ISSF，国际射击联盟，IPC，国际残奥委会）*

滑雪 / 单板滑雪（FIS，国际滑雪联合会），包括的项目有跳台滑雪、自由式滑雪、空中技巧 / U 型槽、单板滑雪 U 型槽 / 空中特技

水下运动（CMAS，世界潜水联合会），包括的项目有恒定配重 – 有蹼 / 无蹼，动态直线 – 有蹼 / 无蹼，无限制自由下潜、水下绕桩、水下渔猎、静态闭气，目标射击和有变量配重下潜。

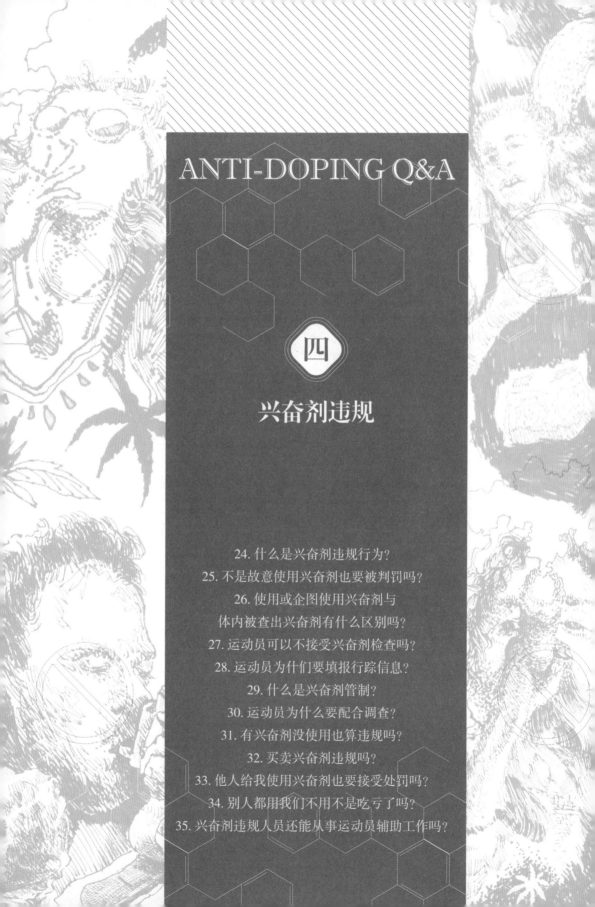

ANTI-DOPING Q&A

四

兴奋剂违规

Q24 什么是 兴奋剂违规行为?

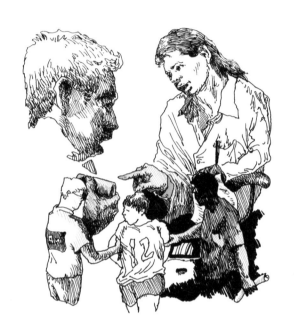

兴奋剂违规行为一共有 **10** 种, 具体情况如下

(1) 检测样本中, 发现禁用物质或其代谢物或标记物。

(2) 使用或企图使用某种禁用物质或禁用方法。

(3) 逃避、拒绝或未完成样本采集的行为。

(4) 12 个月内 3 次违反行踪信息管理规定。

(5) 篡改或企图篡改兴奋剂管制过程中的任何环节。

(6) 持有某种禁用物质或禁用方法。

(7) 从事或企图从事任何禁用物质或禁用方法的交易。

(8) 对运动员施用或企图施用任何禁用物质或禁用方法。

(9) 共谋、组织、帮助使用禁用物质或禁用方法。

(10) 运动员使用兴奋剂违规人员从事运动员辅助工作。

Q25 | 不是故意使用兴奋剂
也要被判罚吗?

是的，要被判罚。

违规行为第一种：在运动员的样本中，发现禁用物质或其代谢物或标记物

在运动员的样本中，发现禁用物质或其代谢物或标记物的，为检测结果阳性，构成兴奋剂违规。

确保没有禁用物质进入自己体内，是每个运动员的个人责任。运动员应当对从其体内采集的样品中发现的任何禁用物质或它的代谢物或标记物负责。

在"严格责任"的原则下，只要在从运动员体内采集的样品中发现了某种禁用物质，就构成违规。无论是因运动员故意使用了某种禁用物质，还是由于疏忽大意或其他过错所致，均构成违规。

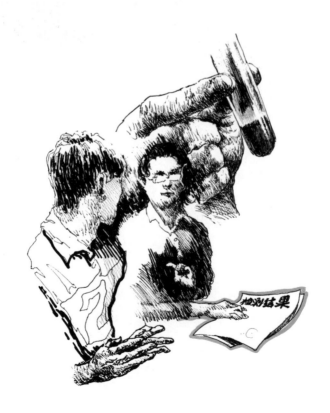

Q26 | 使用或企图使用兴奋剂 与体内被查出兴奋剂有什么区别吗?

违规行为第二种：使用或企图使用某种禁用物质或禁用方法

使用或企图使用禁用物质或禁用方法并不会因为使用未遂而逃脱处罚，使用或企图使用禁用物质或禁用方法也可通过其他可靠方式得以确认，如运动员承认、证人陈述、书面证据、纵向分析得出结论等，包括运动员生物护照中的部分数据，以及其他检测信息。

2006 年的环法自行车赛，美国车手弗洛伊德·兰迪斯夺得冠军后不久被查出兴奋剂违规。之后，愤愤不平的兰迪斯揭发说他在美国邮政车队（USPostal）的前队友兰斯·阿姆斯特朗也不干净。

在经过 5 年漫长和艰苦的调查后，美国反兴奋剂机构（USADA）公布了一份长达 1000 页、包括 26 位证人证词在内的调查报告，证人中包括 11 位阿姆斯特朗昔日的队友，证词揭露了"环法七冠王"长期使用兴奋剂的事实，其中有 15 人能直接证明阿姆斯特朗在美国邮政车队期间曾服用违禁物质。

美国反兴奋剂机构在报告中提到，阿姆斯特朗不是一个人行动的，有一群人在背后帮助他，包括医生、药贩子和车队里的一些人物。正是在医生的帮助下，阿姆斯特朗和他的一些队友成功地逃过了兴奋剂检查。

　　调查报告中有充分证据表明，阿姆斯特朗不仅自己大量使用兴奋剂，同时他还是违禁物质的推广者和车队使用禁药计划的领头人之一。

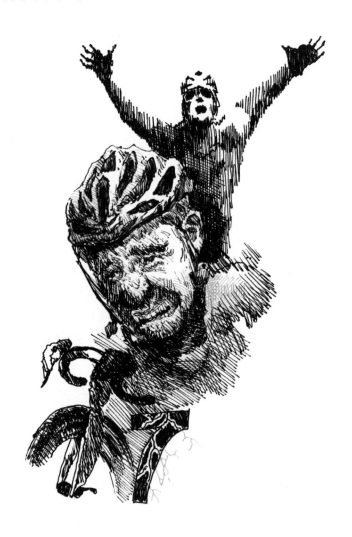

　　2012年8月23日，根据调查事实，美国反兴奋剂机构宣布剥夺阿姆斯特朗环法"七冠王"的冠军头衔，并处以终身禁赛的处罚。10月22日，国际自行车联盟（UCI）在瑞士日内瓦召开会议，宣布支持美国反兴奋剂机构的决定，剥夺兰斯·阿姆斯特朗七届环法冠军头衔，并对这位著名自行车手实行终身禁赛。

Q27 | 运动员
可以不接受兴奋剂检查吗？

不可以

违规行为第三种：逃避、拒绝或未完成样本采集的行为

世界《反兴奋剂条例》规定，接受兴奋剂检查是每个运动员应尽的义务。接到依照反兴奋剂规则授权的兴奋剂检查通知后，拒绝样本采集、无正当理由未能完成样本采集或者其他逃避样本采集的行为都将受到处罚。

如果运动员确有足够的理由无法接受兴奋剂检查，必须在检查通知单上说明拒绝接受检查的理由，并尽快通知检查机构。

2004年雅典奥运会开幕式前一天，国际奥委会的兴奋剂检查人员分别来到希腊短跑名将肯特里斯和萨努在奥运村的房间，通知他们接受兴奋剂检查，却发现两

人都已外出，而且想尽一切办法也无法与这两名运动员取得联系。蹊跷的是，当天夜里，他们都因交通事故被送进了医院。鉴于两人在此之前有过逃避兴奋剂检查的"前科"，更为了澄清这次事故是真车祸还是有意逃避兴奋剂检查，国际奥委会主席要求医疗部主任亲自到医院送达通知书，限令他们出席国际奥委会道德委员会的听证会。然而，他们再次缺席。希腊奥运代表团不得不要求推迟听证会，给两位运动员提供一个澄清事实洗刷"罪名"的机会。为了确保听证会程序的公证性，国际奥委会纪律委员会同意了将听证会延迟。根据听证和调查结果，最终国际奥委会医学委员会确定二人兴奋剂违规，随后希腊代表团将二人从代表团中除名。

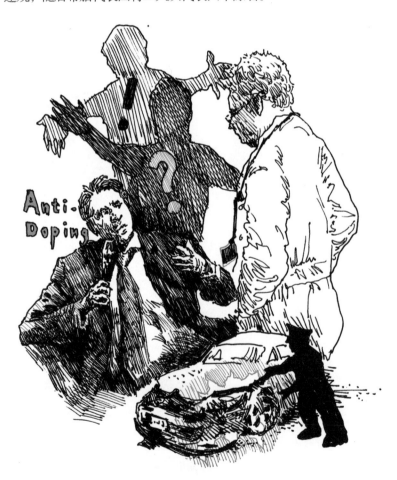

Q28 | 运动员为什么要填报行踪信息？

违规行为第四种：违反行踪信息管理规定

实施事先无通知的赛外检查是遏制和发现使用兴奋剂最为有效的手段和方法，同时也是将"纯洁体育"理念深入运动员和公众的重要方式。只有了解运动员准确的行踪信息才能确保兴奋剂检查官可以在第一时间找到并通知受检运动员。因此，准确的行踪信息对于开展有效的兴奋剂检查，维护体育竞赛的公平、公正至关重要。

国内或国际注册检查库中的运动员错过检查或未按规定申报行踪信息，在12个月内累计出现3次的，构成兴奋剂违规

在国家体育总局《体育运动中兴奋剂管制通则》第三十二条运动员行踪信息中规定：反兴奋剂中心应当建立和调整注册检查库，公布列入注册检查库的运动员名单，并通知运动员或其管理单位。

列入反兴奋剂中心注册检查库的运动员应当依照运动员行踪信息管理有关规定准确、及时提供行踪信息。行踪信息应当严格保密，且只能用于以下目的：制定兴奋剂检查计划、组织实施检查、提供

运动员生物护照或其他检测结果的有关信息、协助调查潜在的兴奋剂违规或帮助证实兴奋剂违规的存在。行踪信息不再用于上述目的时，应当予以销毁。

在 2006 年 3 月澳大利亚墨尔本的英联邦运动会上，英国年仅 22 岁的奥古鲁格击败了世锦赛和奥运会冠军而获得了女子 400 米金牌，让英国田径界看到了希望，奥古鲁格被视为 2008 年和 2012 年奥运会的潜在巨星。但是，仅仅过去几个月，奥古鲁格就因为错过 3 次兴奋剂检查，被英国田径协会施以禁赛一年的处罚。虽然奥古鲁格承认自己改变了训练计划和地点，没有及时上报行踪信息，致使兴奋剂检查人员上门扑空。但她并不认为自己是有意逃避药检，并上诉到国际体育仲裁院，最终国际体育仲裁院维持了英国田协的处罚决定。法官宣布：对奥古鲁格处以禁赛一年的处罚规定期限合理。国际体育仲裁院还希望通过此案件向所有运动员说明：

兴奋剂检查是保护运动员不受兴奋剂侵害的必要合理措施，任何运动员都必须遵守相关规定。

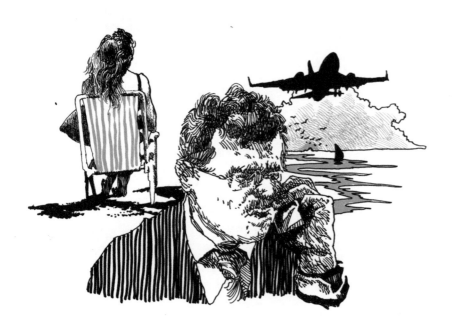

Q29 | 什么是兴奋剂管制？

国家体育总局《体育运动中兴奋剂管制通则》第二条兴奋剂管制及其主体中规定：本通则所称的兴奋剂管制是指从制定检查计划到兴奋剂违规争议解决的全部步骤和过程，包括检查、检测、调查、治疗用药豁免、结果管理、听证、处罚和争议解决等环节。

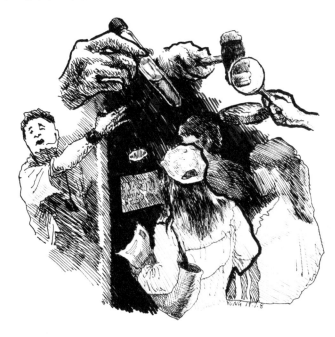

Q30 | 运动员
为什么要配合调查?

违规行为第五种:篡改或企图篡改兴奋剂管制过程中的任何环节

篡改或企图篡改兴奋剂管制过程中任何环节的,包括向反兴奋剂组织提供虚假信息、故意干扰兴奋剂检查、破坏样本完整性、妨害证人作证等,构成兴奋剂违规。

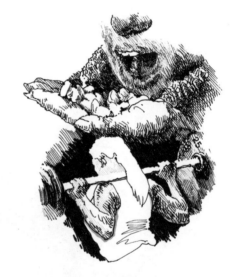

2010年2月,在对某市女子举重队进行赛外检查时,在教练员和运动员宿舍内查获丙酸睾酮等违禁物质。在随后实施的兴奋剂检查过程中,运动员管某、陈某不配合兴奋剂检查。在被要求取尿样进行检查时,以"头碰到"和"滑倒"等理由将取样杯故意打翻,破坏了兴奋剂检查样本的完整性,干扰兴奋剂检查实施。最终,以破坏样本完整性、在兴奋剂检查过程中的不正当行为,受到禁赛两年处罚。

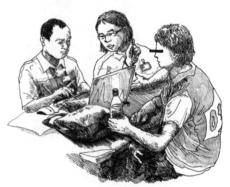

Q31 | 持有兴奋剂没使用也算违规吗？

算

违规行为第六种：持有某种禁用物质或禁用方法

未获得有效的治疗用药豁免或无其他正当理由，运动员及其辅助人员赛内持有任何禁用物质或禁用方法，或者赛外持有任何赛外禁用的禁用物质或禁用方法的，构成兴奋剂违规。

20 世纪 90 年代澳大利亚海关和意大利警方就曾多次从国外参赛运动员以及教练员的行囊中查出了生长激素，不仅取消了这些运动员的比赛资格还被驱逐出境。

1998 年 7 月 8 日，距第 85 届环法自行车开赛还剩 3 天，在法国北部与比利时交界的弗汉新城，法国海关官人员查封了费斯蒂那车队队医维利·欧特的汽车，在行李里面发现了一些可疑物品，其中包括上百克的合成类类固醇，40

瓶促红素、注射器和其他一些违禁药品。欧特马上被警察带走并且拘禁。当天晚上，位于里昂市的车队办公室被警察突击检查，同样发现了可疑的药品，其中还包括了一些全氟化合物。

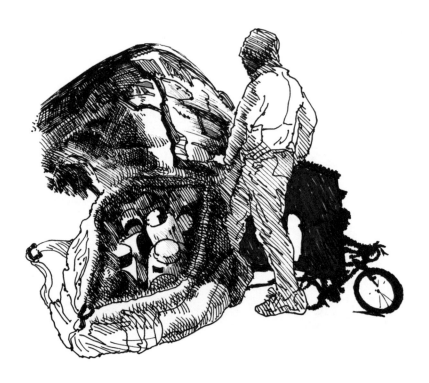

同时，警方检查了费斯蒂那车队的总部，发现了一份文件，里面记录了车队正在系统的给自己车队的车手服药。费斯蒂那车队的体育总监罗塞尔和队医里杰卡尔特被警察带走并被拘役。法国政府还出动了8名宪兵搜查了车队下榻的酒店。两天之后，罗塞尔认罪，他被国际自盟吊销了车队经理的执照。其后，又有9名费斯蒂那车队的车手和3名官员被带到警察局问讯，同时，车队另一名居住在比利时的医生住所被警察搜查，在他家的电脑里面，再次发现了证明车手们服用促红素的证据。最终费斯蒂那车队被驱逐出了环法赛。

Q32 | 买卖兴奋剂违规吗?

违规，甚至违法

违规行为第七种：从事或企图从事任何禁用物质或禁用方法的交易

与毒品交易定罪相同，不论是否为本人自己服用，都禁止交易。

美国职业棒球大联盟（Major League Baseball，简称MLB）也是使用兴奋剂的重灾区。22岁时进入大联盟的贾森·格里姆斯利（Jason Grimsley）是一名投手，他在费城人队效力了15年后，转投到响尾蛇队（Diamondbacks）。在被指控使用和传播生长激素的庭审中，格里姆斯利向联邦调查人员承认，他持有违禁物质——生长激素，他曾使用过这种物质，并且曾将其分发出去并从中赚钱。而且据联邦调查局称，格里姆斯利列举了和他有过兴奋剂交易的队友。

在巴尔科实验室的案例中，美国国税局、地方毒品管理局以及美国联邦调查局都介入了调查。大量证据表明，实验室负责人维克多·孔特与多名运动员有过禁用物质交易。

2004年7月，巴尔科实验室被罚款70多万美元，是美国加利福尼亚州历史上对实验室处罚最高罚金的两倍多，维克多·孔特也因交易禁用物质和洗黑钱的行为，被联邦法院判处四个月监禁。本案例同时还涉及多种兴奋剂违规行为以及其他违法行为。

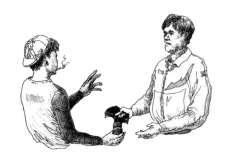

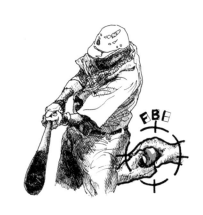

Q33 他人给我使用兴奋剂
也要接受处罚吗?

施用者和使用者双方都要被处罚

违规行为第八种：对运动员施用或企图施用兴奋剂

2006年8月，在对某市田径学校运动队进行赛外检查时，发现该校一些工作人员正在给多名运动员注射药物，同时在现场和该校校长的房间内查获大量促红细胞生成素、丙酸睾酮等违禁物质以及一次性注射器。经查，使用违禁物质的多为该校准备参加省运动会的青少年运动员。尽管有些运动员是在不知情的情况下被动使用，但基于"严格责任原则"，最终所有使用了违禁物质的运动员也都受到了禁赛2年的处罚。对向运动员施用兴奋剂的违规人员将受到更加严厉的处罚。

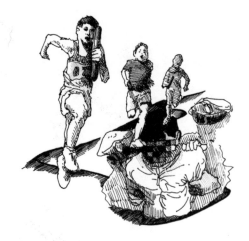

国家体育总局在新闻公报中说，此次事件是有组织地给青少年运动员集体使用违禁药物的行为，严重违反了国务院《反兴奋剂条例》的有关规定，损害了青少年运动员的身心健康。相关负责人置国家法律和青少年健康于不顾，顶风作案，性质非常严重，影响十分恶劣，有关部门将严格按照相关法律、法规的规定，对有关责任人严肃处理，情节严重的，移交司法部门，追究其刑事责任。

Q34 | 别人都用我们不用不是吃亏了吗?

当然不是

违规行为第九种：组织使用兴奋剂

近年来兴奋剂开始侵蚀我国校园，在互联网发达的今天扩展迅速，危害极大。早在 2007 年就有报道说，中考前不少初三学生担心体育考试发挥失常影响成绩，纷纷在网上咨询各种关于依靠功能性饮料或药物增强体力应付考试的招数，甚至有人询问何处能购买到"兴奋剂"，并有不少学生在网上交流"兴奋剂"使用心得。每年体育特长生考试之前，在一些高校周边和网上还会出现销售兴奋剂的小广告。这也给了一些不怀好意者可乘之机，他们利用青少年的无知和一些家长望子成龙凤的不切实际的幻想，全然不顾这些年轻人的身心健康，为了一己私利，丧心病狂地给青少年施用兴奋剂，更可恶的是，他们甚至鼓励青少年使用。必须给予这些教练员和辅助人员最严厉的打击。

2017 年 12 月，中国田径协会公布了关于对孙某组织使用兴奋剂事件相关人员和单位给予处罚的通报。

根据举报，2017 年 5 月，国家体育总局反兴奋剂中心查处了原山东兖州体校教练员孙某长期对参加高校体育特长生招生考试的学生组织使用兴奋剂的严重违法事件。孙某组织使用兴奋剂的行为，事实清楚，证据确凿，情节十分严重，性质非常恶劣，严重违反了国务院《反兴奋剂条例》和国家体育总局《反兴奋剂管理办法》的有关规定，必须给予严惩。

涉案学生，缺乏反兴奋剂知识，对兴奋剂的辩识能力较弱，受到孙某欺骗、蒙骗被其施用兴奋剂，但他们在调查当中均能如实说明情况，积极揭发孙某的违法行为，为查证孙某的违法行为提供了切实帮助，确有立功表现，可酌情减轻处罚。

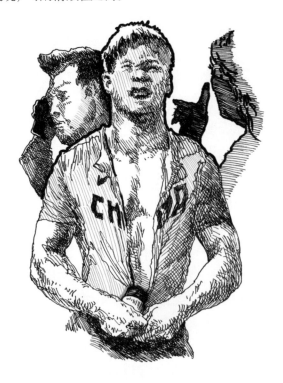

Q35 | 兴奋剂违规人员
还能从事运动员辅助工作吗？

不能

违规行为第十种：使用兴奋剂违规人员从事运动员辅助工作

当事人使用有下列情形的人员从事运动员辅助工作的，包括为运动员参加训练、比赛等提供帮助和指导或者提供与训练、比赛有关的营养、医疗、科研等支持的，均构成兴奋剂违规。

（1）因兴奋剂违规而处于禁赛期的；

（2）虽未处于禁赛期，但在刑事诉讼、职业或纪律处罚过程中被证实构成兴奋剂违规的；

（3）作为上述两项涉案人员的联系人或中间人的。

禁止使用有第二项情形的人员从事运动员辅助工作的期限以刑事、职业或纪律处罚决定作出之日起6年，或者刑事、职业或纪律处罚决定存续期较长的一个为准。

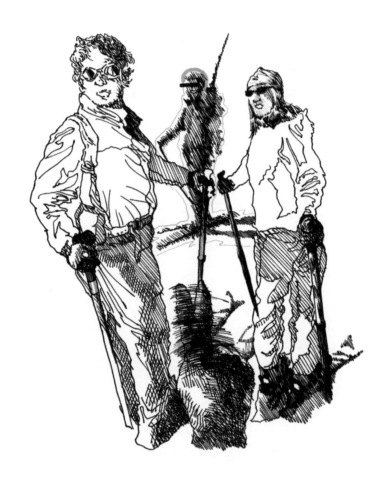

　　2006 年都灵冬奥会已经进行几天后，奥地利冬季两项和越野滑雪队因涉嫌使用兴奋剂而遭到意大利警方突袭搜查，国际奥委会随后对 10 名奥地利运动员进行了兴奋剂检查。这次搜查和药检的起因是上了"黑名单"的前奥地利越野滑雪兴奋剂违规教练瓦瑟·迈尔出现在奥地利选手驻地。2002 年盐湖城冬奥会时，在奥地利越野滑雪队的小木屋中发现了用于血液回输的仪器，当时瓦瑟·迈尔正是该队主教练，他因此被国际滑雪联合会终身禁赛。国际奥委会也决定，在 2012 年前，禁止他参加任何奥运会。

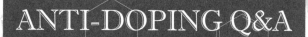

ANTI-DOPING Q&A

五

如何防控兴奋剂风险？

Q36 | 如何杜绝
使用兴奋剂?

树立正确的体育道德观，科学训练，端正赛风，不存投机取巧的想法，从思想上拒绝兴奋剂

奥林匹克理想把人类在体育运动中崇尚进取的愿望集中表述为"更快、更高、更强"。然而，在科学技术高速发展、训练水平和运动成绩突飞猛进的今天，要夺取体育比赛的胜利已经越来越难。运动员全身心投入竞技体育赛场，目标只有一个——就是夺取比赛的胜利。但是，争金夺银靠什么？是靠科学、艰苦的训练还是靠药物、欺骗的手段，取决于运动员的世界观、人生观和价值观。

抱着靠使用兴奋剂获取成绩的想法会诱使运动员丧失对善与恶、美与丑、对与错的根本判断，滋生不劳而获、投机取巧、拔苗助长的错误思想，甚至可以蔓延到运动员人生的其他方面，诱导他们走上错误的人生道路。因此，避免使用兴奋剂最重要的一点就是要树立正确的世界观、人生观和价值观。

现代竞技体育有许多特征，其中最突出的一点就是不断追求公平竞赛和运动成绩的可比性。因此，各项目都建有科学、严谨的规则、规章和标准，并对参加比赛者有一定程度的纪律约束，运动员必须遵守这些比赛规则，并遵守国际公认的体育道德。这就要求运动员要想在竞争激烈的比赛中获胜，必须具备真正的实力，而不能投机取巧，把获胜的希望寄托在使用兴奋剂上。

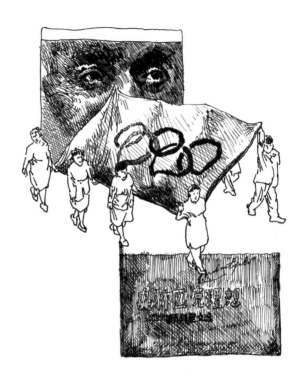

　　还有一点很重要，希望广大运动员和体育工作者学习、掌握一些反兴奋剂方面的知识。只有充分认识兴奋剂的危害，才能避免使用兴奋剂，从不敢用、不能用到不想用。

　　国际奥委会主席萨马兰奇说："使用兴奋剂不仅仅是欺骗行为，也是走向死亡。首先是生理上的死亡，即通过使用不正当的操作手法，严重（有时是不可逆地）改变人体正常的生理作用。其次是肉体上的死亡，正如近年来一些悲剧性事件所表明的那样。此外，还有精神上和理智上的死亡，即同意进行欺骗和隐瞒自身的能力，承认在正视自我和超越自身极限方面的无能和不求进取。最后是道德上的死亡，也就是拒绝接受整个人类社会所公认的行为准则。"

Q37 | 食品中
为什么会有兴奋剂?

食源性兴奋剂来源多为食品污染和非法添加

食品科技的快速发展, 各种化肥、激素以及食品添加剂在种植、养殖和食品工业生产中的大量使用, 致使一些含有兴奋剂的物质如刺激剂、甾体激素、非甾体同化激素(克仑特罗、玉米赤霉醇)、糖皮质激素类、利尿剂、肽类激素、麻醉剂等残留在食品中, 运动员如果不慎服用了这类被污染食品同样会造成兴奋剂检测阳性。

2014 年仁川亚运会, 我国女子链球运动员张某在 9 月 26 日接受了一次赛外兴奋剂检查, 28 日她参加女子链球决赛, 并最终获得冠军。在女子链球决赛后, 亚奥理事会得到张某 26 日赛外兴奋剂检查结果呈阳性。尽管张某在 28 日比赛后的尿检没有问题, 亚奥理事会还是在 10 月 3 日宣布了张某尿检阳性、取消比赛成绩, 金牌被收回的处罚通知。

张某回国后,于2014年10月份聘请律师进行上诉,要求亚奥理事会重新对她的尿样进行检测。亚奥理事会反兴奋剂部门成立了一个独立小组重新对尿样进行检测和分析。

据查,张某出征前在北京首都机场食用的一碗牛肉面可能存在食品安全问题,或许是导致其尿检不合格的"罪魁祸首"。经过漫长的检测,最终独立小组确认她尿样中有一种叫做霉菌毒素的成分,这种成分恰好来源于食物,正是这种成分导致她涉嫌服用兴奋剂泽仑诺。因为确定了成分,也就排除了她故意服用兴奋剂的可能,使亚运金牌失而复得。

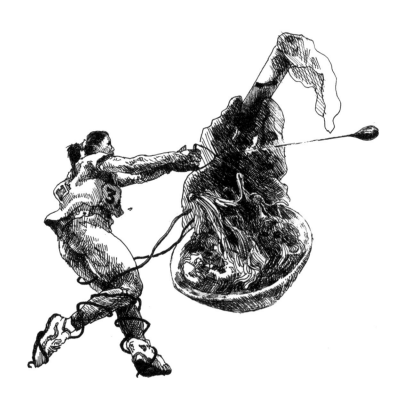

Q38 | 为什么吃烧烤
可以导致兴奋剂阳性？

因为残留量大而烧烤并不能破坏"瘦肉精"和多数兴奋剂的化学结构

我们常说的"瘦肉精"其实并不单指克仑特罗，还包含一类拟肾上腺素的物质（β2 肾上腺素受体激动剂），沙丁胺醇、福莫特罗、非诺特罗等都属于这类物质，只不过因为克仑特罗效果最好而最富盛名。克仑特罗在动物实验及实际畜牧生产应用中，均能极大提高瘦肉产量并减少脂肪，投喂"瘦肉精"的生猪出栏重量可以比其他生猪多近 20 斤，这 20 斤包括增长起来的纯瘦肉和减掉的脂肪，而相应的饲料却不必增加，只需要添加很便宜的"瘦肉精"而已，因此对于养殖户来说是个巨大的诱惑。

作为饲料添加剂，"瘦肉精"使用剂量往往是人用药剂量的 10 倍以上，才能达到提高瘦肉率的效果。因为用量大、使用的时间长、代谢慢，所以在屠宰前到上市，其在动物体内的残留量很大。又由于"瘦肉精"的化学性质稳定，加热到 172℃时才能分解，因此一般的烹饪加热方法不能破坏其结构。这种物质胃肠道吸收快，一般 15~20 分钟即能发挥作用，所以即便是动物体内的残留量通过饮食进入人体也能造成人体中毒。症状有类似帕金森似的四肢肌肉震颤、面颈部骨骼肌震颤；还可引起代谢紊乱、血钾降低；积蓄中毒还可引发起心室早搏、心动过速、心律失常等心脏反应。因此，80 年代末欧盟、美国先后明令禁止在饲料中添加克仑特罗。

　　我国农业部早在 1997 年就发文禁止"瘦肉精"在饲料和畜牧生产中使用，商务部自 2009 年 12 月 9 日起，禁止进出口莱克多巴胺和盐酸莱克多巴。2001 年 12 月 27 日、2002 年 2 月 9 日和 4 月 9 日，农业部分别下发文件禁止使用 β 激动剂类药物作为饲料添加剂（农业部 176 号、193 号公告、1519 号条例）。2014 年，农业部会同卫生部和国家食品药品监督管理局联合发布《禁止在饲料和动物饮用水中使用的药物品种目录》，规定禁止使用克仑特罗、克仑巴安、莱克多巴胺、沙丁胺醇等"瘦肉精"类物质。

　　自 2009 年始，国家食品药品监督管理局组织对克仑特罗开展了再评价。经对国内外不良反应情况进行检索，对克仑特罗生产、经营情况以及在各级医疗机构使用情况进行调查，并广泛征求医学、药学等相关领域专家意见，再评价意见认为克仑特罗片剂具有潜在滥用风险，且临床价值有限，长期不合理使用可对患者心肺功能产生严重影响，在我国使用风险大于效益。

　　根据《药品管理法》相关规定，国家食品药品监督管理局决定停止克仑特罗片剂在我国的生产、销售和使用，撤销批准证明文件；已生产的药品由当地食品药品监督管理部门监督销毁。

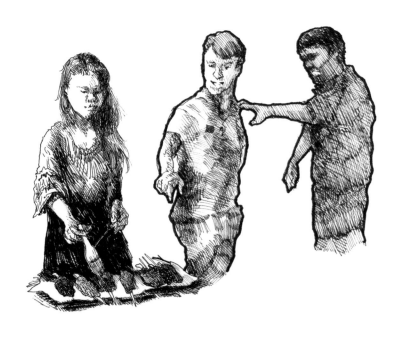

Q39 | 克仑特罗阳性
都是误服吗？

不是。已知一些运动员为了提高成绩主动使用克仑特罗

2010年7月20日，是第97届环法比赛休息日。据康塔多自己说，他们的车队（阿斯塔纳车队）主厨抱怨居住旅店的肉质量太差，于是他的朋友，西班牙自行车组织者何塞·路易斯·洛佩斯·塞隆从西班牙弄来了一些牛肉，7月21日他再次吃了这些牛肉，7月22日在图尔马莱山顶和小施莱克同时冲过终点后，他接受了尿样检测。

7月25日，康塔多获得了他的第三个环法总冠军。然而，一个月后，他获悉自己的尿检呈克仑特罗阳性。康塔多当面向国际自行车联盟否认自己故意使用兴奋剂，认为这是一起食物污染事件，同时要求进行B瓶检测并公布结果。9月8日，B瓶尿检结果公布，证实了克仑特罗的存在。

康塔多在收到国际自盟对他临时性禁赛处罚通知后，在西班牙的一个电台节目中表示，他从没有故意服用兴奋剂，只是因为吃了那些从西班牙运过来的被污染的牛排而导致尿检呈克仑特罗阳性。一个多月后，康塔多雇佣了一名反兴奋剂方面的律师，并正式向西班牙自行车协会提交了他对牛肉污染导致尿检阳性的辩护文件。

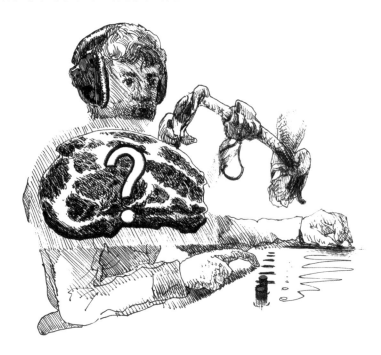

但是，世界反兴奋剂机构并不认同康塔多关于他尿检阳性是因误食"瘦肉精"污染牛肉的说法。为了证实康塔多并非"误服"，在对康塔多所购买牛排店里的牛肉进行检测后，并没有从中发现克仑特罗的踪迹。世界反兴奋剂机构还邀请到西班牙国内最重要的牛肉生产商协会和西班牙家畜养殖业协会的高层人物出庭作证，并邀请了两位营养学专家当庭演示。结果显示：即使吃了含有"瘦肉精"的肉制品，也必须要吃极其巨大的量才能达到康塔多样品里的那种水平。

最终，国际体育仲裁院宣布了对康塔多禁赛两年的处罚，并剥夺了他在 2010 年环法个人总冠军和 2011 年环意总冠军的头衔，以及 2010 年 7 月 1 日至 2012 年 2 月 5 日在自行车赛上的所有成绩。

Q40 │ 如何避免
误服"瘦肉精"？

不要贪图舌尖上的一时快感而断送一生的事业

"瘦肉精"是蛋白同化制剂克仑特罗的俗称，是《禁用清单》中 S1 蛋白同化制剂类禁用物质，赛内外均禁止使用。自 2005 年我国首次发现运动员因食用含"瘦肉精"的肉食品而导致兴奋剂阳性以来，每年都有运动员因误食受污染肉类而导致克仑特罗阳性，根据国家体育总局反兴奋剂中心的统计在 2015 年至 2019 年这 5 年中就有 200 多名运动员相继陷入"瘦肉精"困扰中，涉及 20 多个项目。

在国外，2011 年 10 月，24 支赴墨西哥参加 U17 世青赛的球队中，19 支队伍 109 名球员兴奋剂（克仑特罗）检测呈阳性，占全部被抽检球员的 52.4%。不过世界反兴奋剂机构和国际足联在经过调查后共同认定，这是因误食受污染肉类而引发的。但有意思的是，在出现阳性队员的 19 支队伍中并不包括东道主墨西哥队，原来他们知道本国肉类污染严重，比赛期间队员被严格限制食用肉类食品。

鉴于市场上存在饲料中非法添加盐酸克仑特罗的违法行为，运动员存在误食含有克仑特罗的肉食品导致的阳性风险，为保护运动员的身心健康，维护公平竞争的体育道德，国家体育总局反兴奋剂中心曾发布了关于加强肉食品克仑特罗污染风险防控的通知，要求各项目单位切实加强供运动员的肉食品保障工作，采取一切必要措施确保运动员的肉食品安全。

由于误食事件大多发生在外出就餐、回家吃饭、旅途就餐等情况下，因此要求运动员应当在运动队食堂或运动队指定用餐地点就餐，不私自外出就餐或点外卖，不食用动物内脏和外来的肉食品。在回家、休假、外出、转训、旅途、参加联赛客场比赛等期间，要注意肉食品安全。无法确保肉食品安全时，要有意识调整饮食结构，优先食用鱼类、海鲜、蛋、蔬菜、水果等食物。加强对运动员及其辅助人员的教育，清楚告知当前市场上牛、羊、猪肉存在的克仑特罗风险，以及运动员发生克仑特罗阳性可能面临的后果（包括临时停赛和处罚等）。

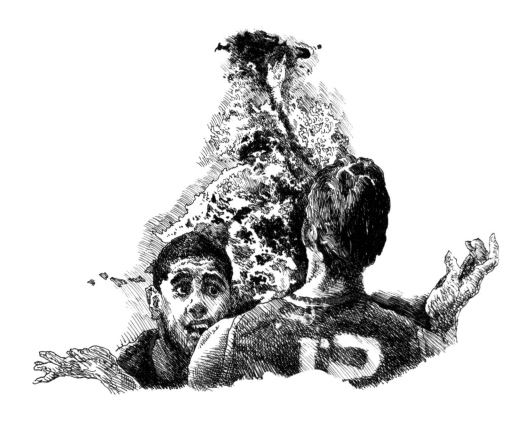

Q41 营养保健品
可以提高表现力吗？

不能

国际食品法典委员会对食品定义是：指供人类食用的，不论是加工、半加工或未加工任何物质，包括饮料、胶姆糖，以及在食品制造、调制或处理过程中使用的任何物质，但不包括化妆品、烟草或只作药物用的物质。

营养品，主要指营养补充型的食品，用于补充人体膳食摄入不足而缺乏的营养成分，以改善身体的营养状况。常见的有维生素和矿物质，维生素 D 和钙就属于这一类。

保健品是保健品食品的通俗说法，在 GB16740–1997《保健食品通用标准》中将保健食品定义为：保健食品是食品的一个种类，具有一般食品的共性，能调节人体的机能，适于特定人群食用，但不以治疗疾病为目的，主要分为以下 9 类。

（1）多醣类：如膳食纤维、香菇多醣等；

（2）功能性甜味料（剂）：如单糖、低聚糖、多元醇糖等；

（3）功能性油脂（脂肪酸）类：如多不饱和脂肪酸、磷酯、胆碱等；

（4）自由基清除剂类：如超氧化物岐化酶(SOD)、谷光甘酰过氧化酶等；

（5）维生素类：如维生素 A、维生素 C、维生素 E 等；

（6）肽与蛋白质类：如谷胱甘肽、免疫球蛋白等；

（7）活性菌类：如聚乳酸菌、双岐杆菌等；

（8）微量元素类：如硒、锌等；

（9）其他类：二十八醇、植物甾醇、皂甙（苷）等。

从以上食品、营养品、保健品的定义以及分类中不难看出，如果不是故意非法添加和被污染，纯粹的营养保健品是没有提高运动表现力功能的。

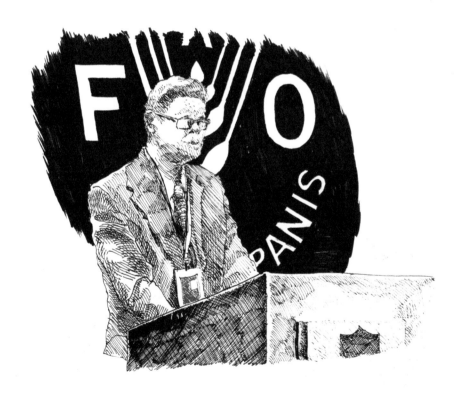

Q42 │ 营养保健品里会有兴奋剂吗？

会。因为有些生产厂家在营养保健品里添加了属于兴奋剂的物质，而并未明确标出

运动员应走出使用营养保健品的误区。运动员的运动量大于普通人，营养成分消耗过大，适当补充维生素、微量元素、电解质是完全必要的，也是正常的生理需求，但千万不能对营养补剂寄予太高的期望。它既不能治病也不可能提高运动成绩，能提高成绩的一定添加了"兴奋剂"物质（生产和加工过程中故意添加或污染残留）。这是由兴奋剂的定义和国际标准决定的。有些物质即使今天没在《禁用清单》中，但只要能提高运动表现力，早晚会被列入《禁用清单》。

德国科隆实验室曾分析过 634 份样品：94（14.8%）份含阳性物质；样品来自 13 个国家的 215 个厂家，其中不乏荷兰、奥地利、英国和美国等发达国家。

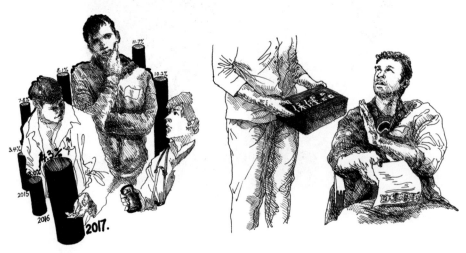

Q43 | 如何避免营养保健品导致的兴奋剂阳性？

不要过分依赖营养保健品，使用前要经过正规检测

世界反兴奋剂机构曾经非常明确地提醒运动员：使用营养品是一个严重的问题，因为在许多国家，营养品的制造和标签不遵循严格的规则，这可能导致含有兴奋剂。有不少的阳性归因于滥用营养品，而且在听证会上不当使用营养品并不能作为违规的借口。

1999—2000 年，英国运动员集体染上了"诺龙传染病"，频频爆出诺龙阳性。后来时任国际田联秘书长表示，这是由于在英国从超级市场中随便就可以买到含诺龙的保健品的缘故，他们正在调查诺龙与这些保健品之间的关系。2001 年，国际奥委会宣布，对上百种不同种类的食品添加剂进行检测后发现，至少有 16 种添加剂会使运动员体内产生过量的诺龙。后续的调查发现，这些保健品受到过一种叫作"激素原"物质的污染，而这种物质一旦进入体内，会转化成类固醇之类的兴奋剂物质。为此，国际奥委会警示运动员不要随便使用保健品，更不能使用含有添加剂的保健品，并要求各国加强对这类保健品的管理。

2014 年 2 月在俄罗斯索契举行的冬奥会上，共发生了 6 例兴奋剂阳性，其中来自于德国、意大利、乌克兰和拉脱维亚的 4 名运动员均是由于服用了营养顾问或者是队医推荐的营养品而造成兴奋剂违规。德国一名冬季两项运动员被查出特定刺激剂甲基己胺阳性。在听证会上，运动员声称不清楚该物质是如何进入其体内的，也没有故意使用该物质来提高运动成绩。根据国际奥

委会纪律委员会的结论，问题都出在营养品上。

一旦因营养保健品出现兴奋剂违规事件，运动员为了推卸责任，大多声称自己不知情或没有主观故意。面对国际体坛愈演愈烈的"误服禁药风潮"，国际田联似乎再也无法容忍这种查无实据的推辞了。国际田联总秘书长吉尤里在接受记者采访时表示："任何选手都要为其身体内部的'违禁物质'负责任，无论这种成分是'误服'还是通过其他途径进入运动员体内的，都将被视为违反兴奋剂法规"。吉尤里出言严厉："你们以为我们都是白痴吗？很难想象这种违规行为能够通过误服这种借口被解释得通。"

《世界反兴奋剂条例》在 10.5 无重大过错或无重大疏忽缩减禁赛期条款中规定：下列情况不适用无过错或无疏忽：（a）因服用药品标签错误或受污染的维生素或营养补剂而导致的检测结果阳性（条款 2.1.1—运动员应对其摄入体内的任何物质负责。而且已告诫运动员营养补剂有受到污染的可能）。

2016 年里约奥运会前夕，湖南 3 名游泳运动员在赛外兴奋剂检查中氢氯噻嗪阳性，经过调查，是服用一种公开招标的营养补剂——锌镁合剂，这款营养补剂在生产过程中被氢氯噻嗪污染，而购买者因疏忽大意没有对相同批次产品的兴奋剂检测报告审核，尽管最终结论运动员属于误服，但根据"严格责任原则"运动员仍然要承担一定责任，禁赛处罚虽然只有半年到一年，但运动员失去了一次参加里约奥运会的宝贵机会。

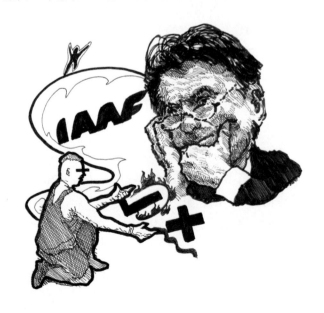

Q44 | 运动员
可以喝红牛饮料吗？

可以喝。因为红牛饮料中的主要成分是咖啡因和牛磺酸

饮料属于食品，饮料可细分为很多种类。从功能上分有运动饮料、能量饮料、营养素饮料和其他特殊用途饮料四大类，又统称功能饮料。红牛属于功能饮料，主要成分是牛磺酸和咖啡因，牛磺酸（Taurine）又称 β - 氨基乙磺酸，最早由牛黄中分离出来，故得名。牛磺酸几乎存在于所有的生物之中，不存在禁用的问题。

　　小罐装的红牛饮料含 50mg 咖啡因。由于咖啡因不再被列入世界反兴奋剂《禁用清单》之中，一些含有咖啡因的饮品渐渐成为运动员的最爱。一些耐力项目运动员喜欢在赛前喝上几杯浓咖啡或几罐"红牛"。有研究表明，咖啡因摄入量如果达到每千克体重 3~6 毫克，那么，在 30~60 分钟后咖啡因对身体的作用会达到最佳效果。对于那些需要控制体重的运动员来说，因为利尿剂作为兴奋剂之一被严格禁止在竞技体育中使用，所以利用咖啡因的利尿作用既不违规还效果明显。

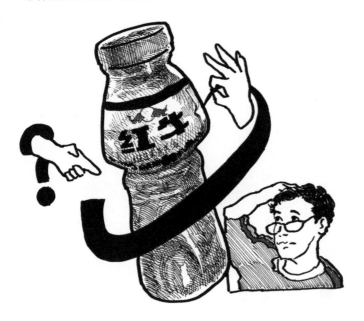

　　虽然咖啡因在兴奋剂问题上存在一些争议，但有大量证据和实验证明，长期摄取大剂量的咖啡因能够导致"咖啡因中毒"。咖啡因中毒包括上瘾和一系列的身体与心理的不良反应，比如神经过敏、易怒、焦虑、震颤、肌肉抽搐、失眠和心悸。另外，由于咖啡因能使胃酸增多，持续的高剂量摄入会导致消化性溃疡、糜烂性食道炎和胃食管反流病，所以不推荐运动员过多服用。

Q45 | 如何避免 医源性兴奋剂?

下列情况不适用无过错或无疏忽：（b）运动员的私人医生或体能教练在未告知运动员的情况下给运动员施用禁用物质（运动员要对他们自己选择的医疗人员负责，并有义务告知医疗人员自己不得使用任何禁用物质）

——《世界反兴奋剂条例》10.5 无重大过错或无重大疏忽缩减禁赛期

在 2018 年 5 月 24 日，美国反兴奋剂机构在新闻通稿中透露，33 岁的罗切特通过社交媒体上发出一张展示自己接受静脉输液的图片。通过调查显示，罗切特当时在 12 小时内进行了静脉输液，而且容量大于 100 毫升，并且未经医疗豁免批准。尽管这位游泳名将在过去 3 届奥运会上拿到 6 金 3 银 3 铜，还是被美国反兴奋剂机构宣布因兴奋剂违规而被禁赛 14 个月。

美国反兴奋剂机构立场鲜明地阐述，"任何时候，我们都禁止在 12 小时内静脉输液或注射超过 100 毫升的剂量，除了根据协议规定的奥林匹克和残奥会医院治疗，外科手术或临床诊断。美国奥林匹克委员会国家反兴奋剂政策和国际反兴奋剂规则一致，所有这些条例都通过了世界反兴奋剂条例和世界反兴奋剂机构禁用清单。"

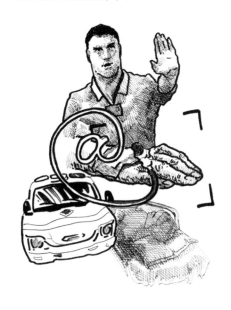

Q46 | 中草药里 有兴奋剂吗?

可能有

在一些天然中草药中也会含有兴奋剂物质

有些运动员误以为天然中草药, 没经过化学处理, 应该没有兴奋剂成分。其实在天然中草药中有些也含有兴奋剂成分, 例如胎盘（学名紫河车）可以温肾补精、益气养血, 但含有绒促性腺激素, 比如名贵的中药之一鹿茸也含有性激素成分（普拉雄酮）, 乌药、附子等多种草药中都含有去甲乌药碱, 马钱子中含有士的宁, 麻黄中含有麻黄碱和伪麻黄碱等。

自从有兴奋剂检查以来, 我国已有多名运动员因误服中药而陷入兴奋剂违规的尴尬境地, 也希望运动员们能从中汲取教训, 避免类似事件再次发生。

早在 1992 年巴塞罗那奥运会上, 中国女排一名队员因服用一种中药"皇宫增力丸"以缓解头晕的症状而导致兴奋剂阳性。在向国际奥委会医学委员会进行说明后, 出席听证的委员们遗憾地说:"问题可能就出在这没有商标、品名和出厂日期的药丸上。"

有记者记录了当时听证会的情况, 因为这是那届奥运会首例兴奋剂事件, 听证会由国际奥委会医学委员会主任、比利时亲王亚历山大·德·梅罗德亲自主持, 在听完运动员陈述后, 国际排联的代表发表了意见,"这名运动员过去记录清白, 我们一直担心中日韩等国的民间药方太杂, 现在这忧虑成了事实。"听证是严密而公正的,然而宣判却是无情的，这名队员被停止参加此届奥运会资格，同时女排队医及其内部管理人员因此受到严厉警告的处罚。

2017 年 1 月 16 日国家体育总局反兴奋剂中心实施的赛内兴奋剂检查中，青岛双星篮球俱乐部运动员孙某 A 样本检测结果呈刺激剂（士的宁）阳性，在接到阳性通知后，孙某放弃了 B 样本检测和听证会的权利。2017 年 5 月 12 日，央视体育新闻报道：青岛双星男篮队员孙某由于私自服用过长春李某某的所谓祖传骨伤科中药跌瘀丹导致药检呈阳性，跌瘀丹被中国医学科学院药用植物研究所检出含有士的宁成分。

2018 年 3 月 25 日，国家体育总局反兴奋剂中心实施的湖北省宜昌市远安田野马拉松赛内兴奋剂检查中，曹某所提供的 A 样本尿样检测结果呈刺激剂（士的宁）阳性，在接到阳性通知后，她放弃了 B 样本检测和听证会的权利。除了取消 2018 远安马拉松、2018 杨凌马拉松的名次和奖金外，最终被判禁赛 6 个月，追加 5 例（5000 元）兴奋剂检测费用的处罚。

这个案例值得深思的是，曹某退役后曾在一家药店工作过，而导致兴奋剂阳性的物质来源于她赛前服用的腰痛宁胶囊，而腰痛宁胶囊的注意事项中明白无误地标明了"运动员慎用"。

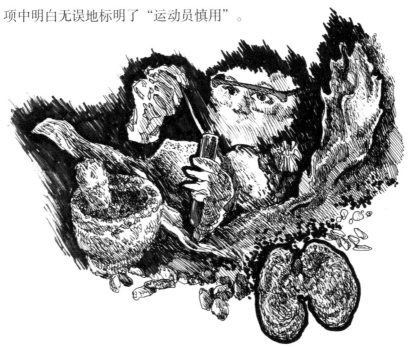

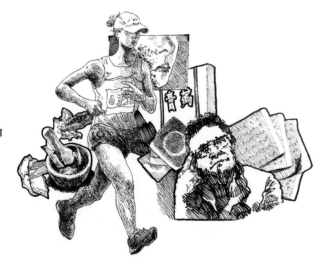

Q47

运动员服用药品
需要注意什么？

我国药品管理部门为了防止因误服含兴奋剂的药品发生兴奋剂违规事件，要求所有含兴奋剂成分的药物，都要在说明书或者标签中注明"运动员慎用"。以下是常见的含有违禁成分的药物，希望能引起运动员的重视。

（1）感冒药

含有麻黄素、伪麻黄碱或甲基麻黄碱的药品均禁止赛内使用，如日夜百服宁、泰诺、泰诺日夜片、白加黑、鼻炎康。

（2）止咳化痰药

①含有可待因、吗啡、克仑特罗、麻黄碱的药品禁止使用，如联邦止咳露、可愈糖浆、定喘止咳糖浆、复方川贝止咳糖浆、复方甘草片、克咳胶囊、通宣理肺丸。

②含有禁用麻醉止痛剂的中成药均禁止使用，如复方甘草片、止咳糖浆等。

（3）解热消炎药

含有吗啡、哌替啶、芬太尼、美沙酮、可待因的药物均禁止赛内使用。

（4）平喘药

①含有麻黄碱的咳喘片禁止赛内使用。

②含有福莫特罗、沙美特罗、沙丁胺醇、特布他林、布地奈德、倍氯米松等平喘药，无论口服、静脉用药均禁止，喷雾制剂要控制用量。

（5）抗过敏药

①含有糖皮质激素的药物如地塞米松、强的松均禁止赛内使用。

②含有麻黄碱的麻黄碱消鼻液、鼻通等均禁止赛内使用。

（6）五官科用药

复方麻黄素滴剂禁止赛内使用。

（7）外用膏药

含有麻黄碱、麝香的麝香壮骨膏、骨通贴膏、狗皮膏、伤湿祛痛膏禁止赛内使用。

（8）内分泌用药

治疗水肿、痤疮、某些经前综合症可能会使用含有螺内酯的药品，如安体舒通片，经人体代谢后螺内酯可转化为禁用物质坎利酮，禁止使用。

2009 年和 2013 年我国某省连续出现了两名著名田径女运动员呈坎利酮阳性，经调查，均为因痤疮或内分泌失调就医后，医生开具的药品中含有螺内酯的成分，螺内酯经人体代谢后转化为坎利酮。2008 年以来，其他国家也连续出现女运动员坎利酮阳性的情况，绝大多数均为医生开具的药方中含有螺内酯成分而造成阳性。此案例说明，对于运动员来说，并非所有经医生开具的处方都是"安全"的，是不含禁用物质的。运动员一定要提高警惕，仔细查看药品外包装是否有"运动员慎用"的提醒，查看药品成分中是否含有禁用物质。

完全无副作用的药物很少，即使维生素也不例外，人体对于这些物质的需求大都有一定限度，如果每日服用维生素过量，不仅造成药物的浪费，而且还可能引起维生素之间的不平衡，影响机体的正常机能，甚至造成中毒。以维生素 A 为例，成人一次计量超过 100 万单位，就可能引起急性维生素 A 中毒，症状为头痛、恶心、呕吐、烦躁、嗜睡，还可有能出现眼球震颤、复视、视神经乳头水肿等症状。由此可见，任何药物都不可以滥用。

Q48 | 运动员
如何安全看病吃药?

了解相关知识,避免因用药不慎导致兴奋剂违规

运动员如果出现伤病,既不能因害怕阳性而什么药都不敢吃,也不能认为吃药是为了治病,没有关系,什么药都能吃。

根据"严格责任"原则,运动员要对进入自己体内的一切物质负责,因此运动员有必要了解一些最基本的药物常识,避免因用药不慎导致兴奋剂违规。

无论是中药西药,都有可能含有《禁用清单》中列明的禁用物质。常见病最容易误服的主要集中在抗感冒药、止咳平喘药、胃肠药三大类药物,以及外用治疗损伤的药物剂型中。比如一些降血压药物中可能含有利尿剂成分,大多数治疗感冒的药中都含有麻黄碱、伪麻黄碱等刺激剂成分。麻黄碱类之所以被用于感冒药中,是因为麻黄碱成分具有镇咳、扩张气管和缓和鼻黏膜充血的作用,是较为理想治疗感冒的药品。而且麻黄碱容易被消化道吸收,短时间可以排出体外。

运动员了解相关药物和《禁用清单》相关知识,对运动员伤病治疗非常有好处,因为《禁用清单》中 S6. 刺激剂、S7. 麻醉剂、S8. 大麻(酚)类、S9. 糖皮质激素类只是赛内禁用,赛外并不禁用,因此,运动员在日常生活训练中出现伤病需要这类药物治疗,大可不必谈虎色变。

如果在训练时突发伤病需治疗用药，最好请队医或与治疗医生商量，尽量避免使用含有违禁成分的药物。必须使用时，请队医保存诊断结论、处方、用药剂量和方式等，在以后数日如接受兴奋剂检查时，应按要求认真填写有关表格，特别是最近若干天内的用药和营养品的情况。为了维护自己的权益，应详细、准确地填写。如果在国外比赛，运动员或运动员的陪同人员不会用英语填写所服用的治疗药物或营养品名称时，则应使用准确的汉语或拼音填写药品及运动营养品名称。

在参加国际比赛时发生突发性的治疗用药，应到赛事指定的医疗机构就医。赛事医疗机构会按照赛事有关兴奋剂的规定给予及时、适当的治疗。本人应保存治疗用药的处方或处方复印件以及其他医疗诊断材料。

这里需提醒运动员注意的是：运动员有必要了解和掌握有关兴奋剂的知识、兴奋剂检查以及治疗用药豁免的规定。有伤病要及时治疗，有条件的情况下，运动员应在队医的陪同下到正规医疗机构就诊，并向医生明确自己的运动员身份，同时向医生了解所用药物的情况，一定要明确药物成分。如果医生不了解有关兴奋剂的情况，要向医生介绍有关规定，认真核对药品外包装或说明书上是否有"运动员慎用"的警示。不要自己随意买药服用，因为有些药物可能还含有在标签上并没有标明的成分。我国兴奋剂检测实验室曾经在一些所谓的纯中药制剂中检测到非天然的违禁成分。

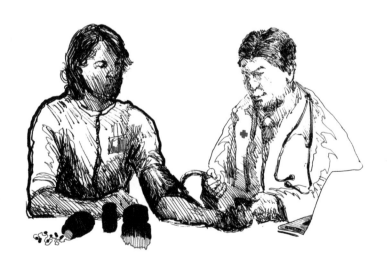

Q49 | 吃了被兴奋剂污染的药也要被处罚吗?

会，也要被处罚

《世界反兴奋剂条例》规定：在运动员的样本中，发现禁用物质或其代谢物或标记物均构成兴奋剂违规。

确保没有禁用物质进入自己体内，是每个运动员的个人责任。运动员应对从其体内采集的样本中发现的任何禁用物质或其代谢物或标记物承担责任。因此，没有必要为证实运动员的兴奋剂违规而阐明运动员的企图、过错、疏忽或故意使用。

根据严格责任原则：反兴奋剂组织举证运动员方违反反兴奋剂规则时没有必要论证是故意、过错、过失或明知故用。而证明无过错或无重大过错的责任就落在运动员身上。这样，如何证明自己无过错或无重大过错就成为问题的关键所在。

塞萨尔·小西埃洛虽然是一名优秀的游泳运动员，拿过无数奖牌，但他在比赛前还是会紧张。为了缓解情绪他尝试饮用咖啡和含有咖啡因的运动饮料，但这种饮料使他胃肠道感觉不舒服，他的队医——马里奥卡医生认为，西埃洛在赛前服用 50 ~ 100 mg 的咖啡因比较合适。为了防止受到其他兴奋剂的污染，他们找到了卫生局长推荐的一家药厂定制，医生也亲自观看了制药过程。从 2010 年 1 月开始，每次药厂生产后，马里奥卡医生都会去药厂亲自检查，并送第三方检测，确认胶囊的咖啡因纯度为 100%，并不含其他物质。一年多来，西埃洛在每次大型比赛前都服用这种胶囊，并多次接受药检，从未

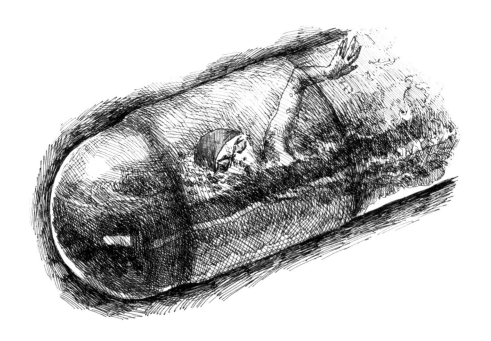

出现问题。正因如此，让马里奥卡医生放松了警惕，恰恰 2011 年 5 月的这批药品在生产过程中不小心被利尿剂污染了，而且没有送第三方检测，结果造成了西埃洛的检测结果呈阳性。

巴西游泳协会经过调查，这是一起咖啡因胶囊被污染的误服事件，因此只取消西埃洛在该项赛事中获得的五枚金牌并予以警告的处罚。但是，国际泳联对于巴西泳协的处罚结果并不满意，多国泳协也纷纷建议应对西埃洛进行禁赛处罚，于是，国际泳联向国际体育仲裁院递交了申请。但是由于马里奥卡医生在这一年多的时间里，对每批胶囊都保留了实物和检验报告，在大量证据面前，国际体育仲裁院驳回了国际泳联的申诉。由于有"确凿"证据显示小西埃洛没有过错，至少没有重大过错，最终没有给予禁赛的处罚。并在当年上海世界游泳锦标赛开始前，为小西埃洛的上海之行发出了末班车的通行证。小西埃洛在 2011 年上海世界游泳锦标赛上不负众望，获得 50 米自由泳和 50 米蝶泳两枚金牌。

Q50 | 必须服用《禁用清单》中的药怎么办?

及时申请治疗用药豁免

1968 年, 国际奥委会决定在墨西哥城夏季奥运会上正式实施全面的兴奋剂检查。

因为当时被列入《禁用清单》的物质不多, 运动员伤病治疗用药的问题并不突出。到了 20 世纪 80 年代《禁用清单》中的物质大量增加, 如肽类激素 (胰岛素)、利尿剂、β 激动剂、β 阻断剂和糖皮质激素等, 鉴于使用兴奋剂的严格规定, 运动员有时会有病不敢看。从 1998 年开始, 以保护运动员身体健康为目的, 国际奥委会提出并逐步完善实施《治疗用药豁免》国际标准。

在 2000 年悉尼奥运会赛艇项目颁奖仪式上, 时任国际奥委会主席萨马兰奇亲自赶来颁奖, 他说: 我是冲着我最推崇的运动员，连续五届蝉联四人单桨项目奥运会金牌的英国糖尿病老选手雷德格罗夫来的。雷德格罗夫，这位现代奥运会历史上最出色的赛艇选手，在被诊断出糖尿病后，凭借超凡的毅力战胜病魔。

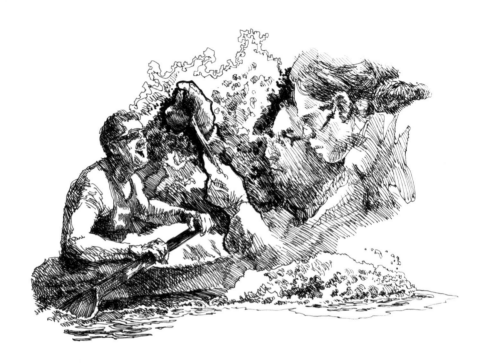

　　正是因为有了运动员治疗用药豁免，不仅使那些患病运动员正常生活，更使他们的体育生涯再次放出异彩。

　　《治疗用药豁免国际标准》（2005 年 1 月 1 日正式生效）旨在研究批准治疗用药豁免（TUE）的条件，从而在该条件下，允许运动员由于治疗的目的而在其样本中发现禁用物质，或运动员使用或试图使用、持有和 / 或施用或企图施用某种禁用物质或禁用方法（2016–1，第五次修订）。

　　国家体育总局也于 2018 年 6 月 6 日发布了我国《运动员治疗用药豁免管理办法》第三次修订本。明确规定：本办法所称治疗用药豁免，是指运动员因治疗目的确需使用《禁用清单》中规定的禁用物质或禁用方法时，依照本办法的规定提出申请，获得批准后予以使用。

获得治疗用药豁免的运动员，发生批准使用的禁用物质或禁用方法的兴奋剂检测阳性结果，使用或企图使用，或持有某种禁用物质或禁用方法，不作为兴奋剂违规处理。

运动员申请治疗用药豁免应当提交以下资料。

（1）治疗用药豁免申请表（可以在国家体育总局反兴奋剂中心网站下载，网址：http://www.chinada.cn）。

（2）有关病历（包括实验室和影像学检查结果）的原件或复印件。

（3）依法享有处方权的执业医师对使用该禁用物质或禁用方法的必要性，以及使用其他非禁用物质或禁用方法对治疗影响的文字说明。

（4）书面同意书。申请人同意将其申请豁免的所有信息提交《治疗用药豁免国际标准》规定的有权审核材料的治疗用药豁免委员会以及治疗用药豁免委员会认为合适的其他专家，以及所有涉及治疗用药豁免申请的管理、审查或申请裁决等环节的所有相关人员，包括世界反兴奋剂机构工作人员。根据治疗用药豁免会要求运动员的辅助人员或所属单位根据提供治疗用药豁免委员会认为必要的运动员的健康信息。同意对该运动员具有兴奋剂检查权和结果管理权的反兴奋剂组织获取该申请结果。

（5）治疗用药豁免委员会认为需要提交的其他资料。治疗用药豁免申请资料，可以采用当场提交、邮寄、发送传真或电子邮件等方式。无论采用何种方式提交，申请人都应当保存所有提交资料的原件以备查询。